AF466148

LETTRES

SUR LA CONTAGION

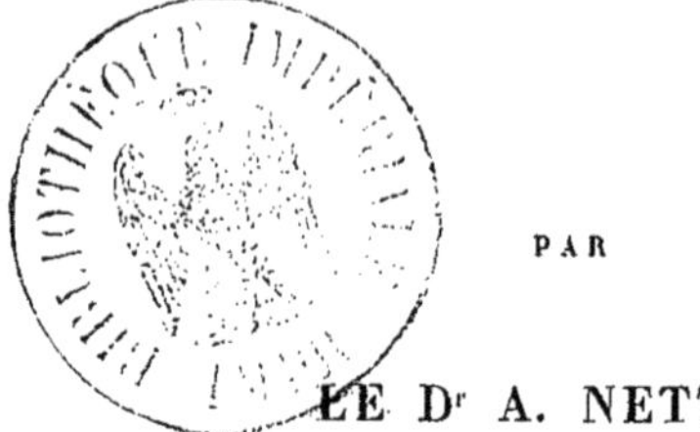

PAR

LE Dr A. NETTER

Médecin-major de 1re classe à l'hôpital militaire de Strasbourg, chevalier de la Légion d'honneur, décoré de l'ordre du Medjidié, etc.

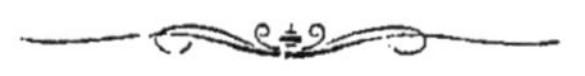

PARIS

LIBRAIRIE MÉDICALE GERMER-BAILLIÈRE

RUE DE L'ÉCOLE-DE-MÉDECINE, 17.

Londres,	New-York,
H. BAILLIÈRE, 219, REGENT STREET.	BAILLIÈRE BROTHERS, 440, BROADWAY.

MADRID, CH. BAILLY-BAILLIÈRE, PLAZA DEL PRINCIPE ALFONSO, 16.

1864

Td 23

PARIS. — TYPOGRAPHIE HENRI PLON,
IMPRIMEUR DE L'EMPEREUR,
RUE GARANCIÈRE, 8.

LETTRES

SUR LA CONTAGION.

I.

A MONSIEUR LE Dr BROCHIN,

RÉDACTEUR EN CHEF DE LA *GAZETTE DES HOPITAUX.*

Monsieur et honoré confrère,

La médecine du temps passé nous a laissé sur la question de la contagion un document que je crois à peu près inconnu, quoique, à mon avis, très-intéressant. Il s'agit d'un livre du célèbre Lind, intitulé *Dissertations on fevers and infection;* livre traduit par Fouquet (de Montpellier) sous ce titre : *Mémoire sur les fièvres et la contagion.*

Cet écrit du médecin anglais, comparé au récent travail de M. Mêlier, offre une conformité de vues des plus remarquables : navires contaminés, épidémies se propageant d'un bord à l'autre, moyens aussi sûrs que prompts de désinfecter les habitations nautiques ainsi que les vêtements des malades, voilà, en effet, au milieu de toute sorte d'autres détails, ce dont il est question.

Médecin de la marine anglaise, Lind, après quelques courses en mer pendant les années 1746 et 1747 (voy. *Traité du scorbut,* tome Ier, chap. 2), devint le médecin de l'hôpital de Haslar, établissement considérable affecté spécialement aux matelots.

Les choses se passent maintenant de 1758 à 1760. L'Angleterre, en guerre avec la France, entretenait de nombreuses croisières dans la Méditerranée, et en même temps luttait avec nous en Amérique;

aussi, de l'autre côté de la Manche, le port de Spithead regorgeait-il de vaisseaux arrivant, partant, stationnant, les uns infectés de fièvre pétéchiale, les autres de la fièvre jaune, qu'ils avaient importée d'Amérique; quelques-uns avaient à bord la petite vérole, et souvent à tout cela se mêlait le scorbut. C'est l'hôpital de Haslar qui, tout près de là, recevait les malades. Dans ces conditions, Lind ne se borne pas uniquement à observer et à traiter les affections que lui présente son service hospitalier, mais se préoccupant sans cesse de la provenance de ces affections, il s'enquiert de ce qui se passe à bord des navires qui lui envoient leurs malades, notamment des rapports que les bâtiments ont eus les uns avec les autres, se faisant renseigner à ce sujet par ses confrères de la marine, et notant avec soin tous les mouvements du port de Spithead. Après s'être ainsi livré à de pénibles recherches, poursuivies pendant deux ans au milieu d'une aussi grande complexité d'éléments morbides, Lind, s'éclairant d'autre part de ce qu'il a observé à l'hôpital, publie les résultats auxquels il est arrivé dans ses *Dissertations on fevers and infection.*

Lind, dit Fouquet dans la préface de sa traduction, c'est le grand médecin d'un grand hôpital, qui, semblable en quelque sorte à un général d'armée, décrit, au milieu des camps, l'histoire de ses campagnes, Lind peint avec franchise tout ce qui s'offre à son observation, au milieu des maladies contagieuses qu'il est occupé à combattre ou à éloigner, et des dangers qui en sont inséparables (1).

Les mémoires de l'auteur se divisent en trois parties. Dans la première, laissant pour un moment de côté les remarques faites sur les malades de son hôpital, il décrit ou indique les affections qui à Spithead ont régné sur les navires qui y abordaient, le *Saltash*, le *Richmon*, l'*Infernal*, la *Revenge*, la *Montagne*, le *Foudroyant*, l'*Orphée*, le *Neptune*, la *Guirlande* et une foule d'autres, montrant comment les épidémies se sont propagées de bord à bord, et insistant longuement sur les méthodes les plus convenables pour purifier les vaisseaux ainsi que le linge, les étoffes, les habits, les meubles, les ustensiles et autres substances qui peuvent se trouver infectées.

La deuxième et la troisième partie des mémoires sont consacrées à

---

(1) Voir, pour les détails qui précèdent ainsi que ceux qui suivront, *Mémoires sur les fièvres et sur la contagion*, lus à la Société de médecine et de philosophie d'Edimbourg, par Jacques Lind, ouvrage traduit de l'anglais par Henri Fouquet, professeur de clinique dans l'Ecole de médecine de Montpellier; Lausanne, 1798.

De nos trois Facultés de médecine, celle de Montpellier possède seule cette traduction.

l'étude théorique de la contagion, au diagnostic des diverses fièvres réputées contagieuses, et aux moyens qui ont paru les plus propres à enrayer celles-ci au début ou à les combattre pendant leur cours.

Je ne suivrai pas l'auteur dans son exposition; quand, en effet, on considère les difficultés que tout récemment M. Mèlier a rencontrées dans ses recherches étiologiques, relativement si simples, sur la fièvre jaune de Saint-Nazaire, on se figurera aisément les embarras qui ont dû entraver Lind, il y a cent ans, au milieu de la multiplicité des épidémies en face desquelles il s'est trouvé, et alors que le diagnostic des maladies était encore si arriéré; mais ce qui sans doute paraîtra bien remarquable, c'est la profonde conviction à laquelle est arrivé le médecin anglais sur la question de la contamination des navires et des hardes des malades, ainsi que sur la possibilité d'une prompte et complète désinfection. Je transcris :

« Une attention suivie constamment pendant quelques années m'a convaincu que le corps d'un malade, tenu soigneusement propre et net, est moins capable de communiquer la contagion *que les derniers vêtements qu'il a quittés,* le linge sale et autres hardes quelconques *qu'il a portés longtemps avant l'invasion de sa maladie.* Si à l'hôpital de Haslar plusieurs garde-malades ont été infectés, c'est par leur imprudence ; car il est de toute notoriété que plusieurs d'entre eux n'ont contracté la contagion que pour avoir gardé quelques jours, dans les chambres où ils couchaient, le linge sale apporté du dehors par les malades, malgré la défense rigoureuse qui leur en était faite par les règlements de la maison.

» Indépendamment de la laine, du coton, du linge et des vêtements de presque toutes les espèces, il est plusieurs autres substances auxquelles *les semences de la contagion* se trouvent fortement adhérentes ; c'est ainsi que, dans les navires, les *poutres*, les chaises, les bois de lits et autres meubles, ainsi que les divers ustensiles, peuvent sans contredit s'imprégner fortement du venin contagieux.

» Quel que soit l'endroit où le venin se cache et quelle que soit la substance que ce venin pénètre ou infecte, l'admission de l'air le plus pur et les ventilations les plus exactes *se trouvent souvent insuffisantes*, soit pour chasser ce venin, soit pour en affaiblir l'activité. Mais si la propreté et la pureté de l'air ne peuvent souvent suffire à écarter ou à anéantir cette source secrète et pernicieuse, j'ai du moins la satisfaction de pouvoir assurer que j'ai rarement, ou du moins que je n'ai pas encore observé jusqu'ici que l'application convenable du feu et de certaines vapeurs aient manqué de produire l'heureux effet de purifier efficacement tous les endroits, matériaux et substances attaqués d'infection.

» Il y a trois méthodes communément usitées pour purifier les vaisseaux ou bâtiments de mer, après que les équipages en ont été tirés.

» La première s'exécute en faisant brûler du tabac. On allume pour cet effet plusieurs feux avec de vieux morceaux de cordages qu'on appelle *yunk*, et on répand dessus une certaine quantité de tabac. Ces feux étant distribués en divers endroits du vaisseau, on a soin d'en *concentrer* la chaleur et la fumée en tenant tout bien fermé pendant un *temps considérable*. Par cette opération, le *Neptune* et la *Guirlande* ont été parfaitement désinfectés.

» La deuxième méthode consiste à allumer des feux de charbon de bois sur lesquels on répand du soufre ; la chaleur et la fumée de ces substances incendiées doivent être pareillement *concentrées pendant un long espace de temps*, en prenant la même précaution de fermer et de boucher bien exactement toutes les ouvertures ; c'est un des moyens les plus efficaces.

» Enfin la troisième méthode se réduit à l'addition de l'arsenic aux matières du second procédé, et l'on s'y prend de la manière suivante : Après avoir exactement fermé ou bouché toutes les ouvertures et fentes du vaisseau, on place et on assujettit nombre de pots de fer dans la cale, les ponts, les entre-ponts, etc. ; chacun de ces pots doit contenir premièrement une couche de charbon, ensuite une couche de soufre, et ainsi alternativement jusqu'à trois ou quatre couches successives de ces substances, sur la dernière desquelles on répand l'arsenic, mettant par-dessus tout quelques brins de fil de carret (*oakum*), trempés dans le goudron, pour servir de mèche. Les personnes chargées de cette opération, après avoir mis le feu audit fil, doivent se retirer promptement et avoir soin de fermer après elles les écoutilles par lesquelles elles sont sorties.

» Quant aux hardes et à tous les effets suspects d'infection, on doit les soumettre à de semblables fumigations dans un endroit *clos* et de la même manière qu'on le pratique à l'égard d'une chambre ou d'un appartement infecté, et c'est après cette opération qu'on peut seulement les étaler hors de la maison et les tenir exposés au grand air.

» Les hardes ne doivent jamais être mises d'abord dans l'eau chaude, parce qu'il est dangereux pour qui que ce soit d'être exposé à la vapeur qui s'en élève ; il convient donc de les faire tremper pendant plusieurs heures dans l'eau froide, afin qu'ensuite les saletés puissent en être enlevées parfaitement. »

Que l'on se garde de croire que toutes ces règles prophylactiques si minutieuses aient été purement inspirées par l'esprit de système et déduites d'hypothèses et de théories préconçues, non ; ce sont les heureux résultats d'expériences répétées à bord du *Neptune*, de la *Guirlande* et d'un grand nombre d'autres vaisseaux qui les ont dictées au maître. « Je n'ai jamais entendu dire, ajoute-t-il, qu'aucun vaisseau soumis avec soin à des fumigations convenables n'ait été promptement désinfecté et ne soit devenu une demeure salubre pour les équipages. »

Celui qui s'exprime avec tant d'assurance, le praticien qui a agi avec cette conviction, le médecin dont les idées étaient aussi arrêtées, ne l'oublions pas, c'est Lind, un nom qui fait autorité en médecine, le célèbre auteur des *Traités du scorbut et des maladies des Européens dans les pays chauds*, et la nation qui dans le siècle dernier s'est laissé si docilement guider par ces conseils, c'est l'Angleterre, alors notre rivale triomphante, l'Angleterre si experte en toutes choses concernant la marine. Depuis, qu'est-il advenu de ces idées, de ces conseils, de ces recommandations? En temps d'épidémies nautiques, a-t-on persisté à considérer les navires comme étant contaminés dans les mille et un objets qu'ils renferment et jusque dans leur charpente? Les semences de la contagion partout adhérentes, comme disait l'auteur anglais, a-t-on persisté à les détruire au moyen de vapeurs désinfectantes, bien entendu, concentrées dans l'intérieur des navires pendant un temps considérable? J'ignore ce qui aujourd'hui se pratique à ce sujet en Angleterre; mais voici dans notre propre marine deux de nos classiques modernes qui vont nous apprendre comment de nos jours on entend les choses chez nous.

J'ouvre la *Médecine navale* de Forget, publiée en 1832, et j'y cherche en vain l'énoncé du problème suivant : Etant donné un navire infecté, comme, par exemple, l'*Anne-Marie* à Saint-Nazaire, par quels moyens le purifier? Pas n'est question de cela; il y a plus. Amené à parler de Lind, l'auteur français s'exprime ainsi : « En 1753, Lind publie son *Traité du scorbut*, ouvrage rempli de vues profondes, d'une érudition immense, et qu'on ne peut se dispenser de consulter sur la matière. Son *Traité des moyens de conserver la santé de gens de mer*, publié en 1753, est bien moins remarquable. » Notez que ce dernier traité n'est qu'une toute petite brochure, distincte des *Dissertations on fevers and infection*; quant à ces dissertations elles-mêmes, traduites par Fouquet, nulle mention n'en est faite dans l'ouvrage de Forget.

Pour marquer maintenant toute la différence qui sépare l'auteur moderne du médecin du siècle dernier, il suffira, je pense, de rapporter le titre du chapitre que Forget a consacré à la question de l'assainissement des vaisseaux, titre ainsi conçu : *Moyens de prévenir et de corriger les vices de l'atmosphère des navires*.

Les vices de l'atmosphère du navire ! voilà ce qui préoccupe Forget, et non la contamination du corps même du bâtiment : ventiler, afin de renouveler cette atmosphère ; fumiger avec le chlore, afin de détruire les miasmes dans l'atmosphère, telle est chez lui l'idée dominante. « Faire évacuer, dit Forget, les lieux que l'on veut fumiger, et, lorsqu'il ne reste plus personne, fermer les ouvertures pour procéder aux fumigations, afin que le gaz ainsi concentré épuise toute son action sur *l'air contenu*, » opération qui ne doit durer que *deux ou trois heures*, qu'il y a loin de là à la pratique de Lind, concentrant les vapeurs désinfectantes pendant un temps considérable, afin de les faire pénétrer dans tous les objets présents, et jusque dans les parois des navires ! *La purification se limitant à l'atmosphère*, c'est là si bien l'idée de Forget, que l'auteur de la *Médecine navale*, dans son chapitre de l'assainissement, s'occupe bien plus de prévenir les vices de l'atmosphère que de les corriger, et cela se comprend ; car à ce point de vue, si à bord des navires l'on ventilait et l'on fumigeait avec soin chaque jour, si en même temps l'on entretenait une propreté constante par le balayage, le lavage, le grattage, il n'y aurait jamais d'infection, ce qui dispenserait de poser le problème : étant donné un navire infecté, par quels moyens le purifier ? Cependant l'expérience n'a-t-elle pas mainte et mainte fois démontré que ces mesures de prophylaxie sont insuffisantes ? Vienne en effet la guerre ou une expédition dans des parages insalubres, et la force des circonstances amènera l'infection à bord. Le problème subsiste donc dans son entier.

Je passe au *Traité d'hygiène navale* de M. Fonssagrives, ouvrage actuellement classique dans les écoles de la marine. Ici évidemment il y a progrès ; car l'auteur insiste sur l'infection du corps même du navire, démontrant, par exemple, par des faits, que les matières végétales en décomposition dans la cale peuvent produire des fièvres intermittentes et même la fièvre jaune, signalant la putréfaction méphitique de cadavres de rats, cancrelats et autres parasites qui pullulent dans toutes les parties du navire, n'oubliant pas l'infection par les émanations humaines, foyer de fièvre typhoïde et de typhus ; mais, contradiction singulière, après avoir posé ces principes, arrivant à la désinfection, M. Fonssagrives, tout comme Forget, n'a plus que l'atmosphere en vue.

« Certes, dit-il, si la ventilation nautique était pratiquée aussi méthodiquement et aussi largement que nous le voudrions, toute désinfection chimique deviendrait superflue. » Quelle différence avec Lind, répétant sans cesse que l'aération, quelque loin qu'elle soit poussée, est insuffisante pour la purification !

Cependant la ventilation, telle qu'elle se pratique d'ordinaire, ne se faisant jamais aussi largement que le désire M. Fonssagrives, force est de recourir aux désinfectants :

« Ces substances, dit-il, détruisent ou neutralisent les matières qui vicient l'*air atmosphérique*. » Toujours, comme on le voit, l'idée de l'infection limitée à l'atmosphère.

Tels étaient sur cette question les errements de la marine française, quand naguère l'*Anne-Marie* entra à Saint-Nazaire, ayant la fièvre jaune à bord. Quelle a été l'opinion de M. Mêlier sur le foyer du principe contagieux ? Evidemment l'ancienne opinion de Lind, à savoir, la contamination du corps même du navire, et c'est conséquemment avec cette conviction que M. Mêlier a fait pratiquer le sabordement : le navire, percé de nombreuses ouvertures, est échoué à marée basse, et pendant une dizaine de jours le flux et reflux de la mer le lavent violemment et dans ses parties les plus cachées, mesure ingénieuse sans doute, mais extrême, applicable au cas particulier de Saint-Nazaire, mais qui me semble impraticable relativement à une flotte et en temps de guerre. Quel est l'amiral qui laisserait submerger sous la marée montante les vaisseaux dont il a besoin pour attaquer ou repousser l'ennemi, pour transporter les troupes ou évacuer les malades ?

Je ne m'étendrai pas davantage sur ce sujet, qui n'est pas de ma compétence ; c'est aux hommes spéciaux, hygiénistes, médecins de marine, ingénieurs, chimistes, à indiquer les moyens les plus propres à atteindre les principes infectieux dans le corps des navires. J'ai seulement voulu tirer de l'oubli un document ancien que l'on avait perdu de vue, et démontrer que les idées dominantes du travail de M. Mêlier n'ont été que celles de Lind, obscurcies depuis. Les faits observés autrefois à Spithead et récemment à Saint-Nazaire constitueront la base de mes communications ultérieures sur la question de la contagion.

II.

La question de la contagion se pose devant nous de deux manières différentes.

Au point de vue de la science, elle est du domaine de la pathologie générale, qui en traite dans les chapitres consacrés à l'étiologie.

Au point de vue de l'art, elle constitue une des parties les plus importantes de l'hygiène (prophylaxie des épidémies, quarantaine, lazaret.)

Cependant l'art n'étant ici que l'application des données fournies par l'étiologie, c'est évidemment du point de vue de la pathologie générale qu'il faut surtout examiner les choses.

Cela posé, qu'est-ce que la pathologie générale? Cette science, dit Chomel, a pour objet les maladies considérées d'une manière abstraite et dans ce qu'elles offrent de commun. Donc, si les mots ont un sens, la pathologie générale doit, sous le nom de *contagion*, envisager d'une manière abstraite toutes les affections reconnues comme contagieuses, fièvre jaune, typhus, etc., tout aussi bien que variole, syphilis, gale, et de là, comme autre conséquence également évidente, la nécessité de connaître la plupart, si ce n'est chacune de ces espèces morbides en particulier, avant de les embrasser dans leur ensemble et dans leurs caractères généraux.

Ce rappel aux principes les plus élémentaires de la médecine ne paraîtra pas superflu, si l'on considère que jusqu'ici la marche suivie a été presque l'inverse; on raisonnait sur la contagion en général avant d'avoir fixé ce qui concernait chaque espèce en particulier, et, comme je le prouverai en temps et lieu, ce sont les données acquises sur la variole, la syphilis, la gale, qu'une analogie forcée a étendues à toutes les autres maladies réputées contagieuses, systématisation anticipée, sans doute la cause de ces confuses discussions sur la contagion, qui se renouvellent à tout propos, et au bout desquelles chacun conserve son opinion comme devant.

Tel était, ce me semble, l'état des esprits, quand M. Mèlier est venu lire son remarquable travail devant l'Académie de médecine; or, ce qui me paraît caractériser l'œuvre de ce grand praticien, c'est précisément d'être sorti de l'ornière. Envisageant la fièvre jaune en elle-même, en dehors de toute comparaison avec d'autres affections plus ou moins similaires, M. Mèlier s'est maintenu dans les particularités de son sujet, se bornant à faire ressortir les faits recueillis à Saint-Nazaire, et parmi lesquels le *sabordement* n'a pas été seulement une mesure d'hygiène, mais encore une grande expérience démontrant l'existence d'un mode d'importation qui était comme ignoré, ou du moins auquel, dans tous ces derniers temps, on ne prêtait guère d'attention.

Cependant, l'honorable académicien a-t-il complétement échappé à l'influence de l'habitude, à la tendance invétérée du raisonnement par analogie? Je prétends que non, et j'espère démontrer que ce qu'il a dit de la transmissibilité d'homme à homme dans la fièvre jaune est une pure illusion : qu'on veuille bien ne pas repousser d'emblée mon assertion, qui, je le sais, heurte l'opinion générale, et suspendre le jugement jusqu'après explication.

L'histoire de la fièvre jaune ayant une grande importance pour la question de la contagion en général, je dois extraire du travail de M. Mélier ce qui concerne mon sujet : chemin faisant, je discuterai le point que je viens de signaler comme étant à mon avis en litige.

Certains ports d'Amérique, a-t-il dit, ont le funeste pouvoir de produire une substance malfaisante que l'on a crue jusqu'ici être de matière organique, végétale ou animale, peu importe, et qui, absorbée par l'organisme humain, détermine la fièvre jaune.

L'*Anne-Marie* ayant séjourné pendant un mois à la Havane, qui compte parmi ces ports, la cale et les parois du navire se sont imprégnées de la substance spéciale, qui s'y est d'abord maintenue à l'*état latent*, ne donnant longtemps lieu à aucun accident morbide, *fermentant* sourdement. C'est seulement au bout de dix-sept jours de traversée pour retourner en France que les vapeurs délétères, qui se dégageaient de cette fermentation, devenues de plus en plus abondantes, gagnèrent le haut du navire, empoisonnant successivement neuf personnes sur seize formant l'effectif.

Dans ces conditions, on arrive à Saint-Nazaire ; l'équipage déserte tout aussitôt, disant (*vox populi, vox... veritatis*) qu'il ne voulait pas rester plus longtemps à bord d'un navire empoisonné. Cependant, il fallait décharger la cargaison que l'*Anne-Marie* avait apportée ; on appelle des hommes de peine, et voilà que ces malheureux sont empoisonnés à leur tour, en même temps que plusieurs autres individus qui, soit sur les navires ancrés dans le port, soit sur la plage, se trouvèrent sous le vent du bâtiment contaminé : de là finalement à Saint-Nazaire une quarantaine de cas de fièvre jaune.

Détail important : Une femme de la ville, marchande de vieux habits, contracte la maladie sans avoir approché du port ; elle avait acheté quelques vieux vêtements aux matelots de l'*Anne-Marie*. Une autre femme, faisant un autre commerce que je ne veux pas nommer, reçoit dans sa chambre des ouvriers employés sur l'*Anne-Marie*, et subit le même sort.

« M. Rufz, dit M. Mélier, attache une grande importance aux vête-
» ments : il recommande de s'en méfier. En cela, dit encore M. Mé-
» lier, je suis entièrement de son avis, et, s'il le fallait, je ne man-
» querais pas de preuves établissant combien cette méfiance est fon-
» dée. » Ces preuves, l'honorable académicien les aurait sans doute puisées dans la relation de la fièvre jaune de Barcelone. (Voir le célèbre rapport de Bally, François, Pariset, où effectivement les faits de ce genre abondent.)

Cependant, grand émoi à Saint-Nazaire ; le télégraphe joue ; le gouvernement est informé ; M. Mélier arrive et ordonne le sabordement. Tout aussitôt l'épidémie est arrêtée.

Et les quarante individus atteints de fièvre jaune, la plupart soignés à domicile, soit à Saint-Nazaire, soit dans les villages environnants, d'où ils étaient venus chercher de l'ouvrage en ville, n'ont-ils donc pas propagé la maladie au sein de leurs familles et dans la population? Non, dit M. Mélier, l'épidémie de Saint-Nazaire ne s'est composée que d'une quarantaine de cas au total, et tous ces cas, à part un, un seul, s'expliquent par la contamination du navire et des vêtements. Quel est donc le fait que l'honorable académicien nous a présenté comme ne pouvant s'interpréter de cette manière et comme constituant une preuve sans réplique de la transmissibilité d'homme à homme, à l'encontre de l'adage qui veut que l'exception confirme la règle?

Le docteur Chaillon, médecin à Montoir, localité située à sept kilomètres de Saint-Nazaire, visite le 5 et le 6 d'un mois trois individus atteints de fièvre jaune; le 10 et le 11 il donne ses soins à un quatrième malade, et dès le 13 il est lui-même atteint, succombant malheureusement quatre jours après. D'où était venu le poison qui a tué notre infortuné confrère? L'agent septique avait-il été sécrété par le dernier malade visité, comme le virus variolique l'est par un varioleux? Car, ne l'oublions pas, c'est là ce qu'on entend par transmissibilité d'homme à homme. Ou bien Chaillon, donnant ses soins à de pauvres gens, aurait-il respiré les vapeurs malfaisantes auprès de quelque harde contaminée? ou bien encore, ce qui me paraît plus probable, le dernier malade visité aurait-il eu tout simplement la peau malpropre? C'était un ouvrier, si dénué de ressources qu'il allait de son village chercher du travail à Saint-Nazaire, et le médecin, qui était *myope, est resté penché sur lui pendant trois quarts d'heure, lui faisant des frictions sur tout le corps*. Or, frotter pendant trois quarts d'heure un pauvre déchargeur, n'est-ce pas remuer des souillures, et le gaz toxique qui dans d'autres cas s'est dégagé de hardes n'aurait-il pas émané ici des saletés de la peau? Est-ce que Lind, stipulant que le corps des malades soit tenu *propre et net*, n'a pas par cela même fait ressortir toute la fâcheuse influence de la malpropreté corporelle?

Chose curieuse, M. Mélier, qui attache une si grande importance à la contamination des vêtements, ne songe pas le moins du monde à la possibilité de la contamination des souillures cutanées, et d'emblée, sur le seul cas dont il vient d'être question, il affirme et proclame la transmissibilité d'homme à homme; ici de première à deuxième main, et tout à l'heure, comme on le verra, de deuxième à troisième, de troisième à quatrième, de quatrième à cinquième!

Jamais avant l'épidémie de Saint-Nazaire, c'est encore M. Mélier qui le dit, on n'avait pu constater un fait positif de transmissibilité, et c'est le fait de Chaillon qui doit mettre la chose hors de doute! Quarante ouvriers atteints de fièvre jaune ne communiquent rien aux pauvres gens qui les entourent et les soignent, et tous ces faits négatifs disparaissent devant le fait du médecin Chaillon! Dès qu'on eut pratiqué le sabordement, l'épidémie a complétement cessé, et la maladie serait transmissible d'homme à homme! Supposons qu'on n'eût jamais rien su du mode de contagion de la variole, de la syphilis, de la gale, est-ce qu'à Saint-Nazaire l'idée de transmissibilité serait seulement venue à l'esprit?

Voici du reste un autre raisonnement de M. Mélier, où l'empire de cette sorte de dogme va bien autrement ressortir :

Il s'agit de l'épidémie de Barcelone, importée dans ce port par vingt navires, et qui dans l'espace de cinq mois a frappé sur 60,000 individus. D'après M. Mélier, un chiffre aussi élevé et une durée aussi longue ne peuvent s'expliquer dans la simple idée de contamination. A Saint-Nazaire, dit-il, l'*Anne-Marie* ayant donné lieu à une quarantaine de cas, les vingt navires de Barcelone auraient dû en produire environ 1,000. Doublez, triplez, quadruplez, vous resterez toujours loin du compte, et forcément, pour expliquer le chiffre de 60,000, vous êtes amené à admettre une transmission de première à deuxième main, de deuxième à troisième, de troisième à quatrième, etc.

Semblable calcul pour la durée : s'il n'y avait eu que de la contamination, tout aurait été fini en douze ou quinze jours; avec une seule transmission ultérieure, l'épidémie aurait pu durer d'un mois à six semaines.

Elle a duré près de cinq mois.

Donc il a dû y avoir à Barcelone plusieurs générations successives de malades. Ce ne sont là, dit M. Mélier, que des inductions données par le calcul, mais elles semblent équivaloir presque à une démonstration.

Que l'honorable académicien me permette de lui adresser une question : Est-ce qu'à Barcelone on a sabordé les vingt navires? Et le sabordement terminé, a-t-on procédé au *déchargement sanitaire* tel qu'il a été pratiqué à Saint-Nazaire? A Barcelone, s'est-il trouvé pour chaque navire un Mélier qui, debout sur le pont, ait présidé lui-même à la purification, faisant asperger de chlorure tous les objets avant de s'en approcher, faisant couler la solution désinfectante le long des parois des navires, veillant à ce que les ouvriers quittassent le travail toutes les trois heures pour se reposer, se laver et changer même de vêtements? N'est-ce pas grâce à ces minutieux soins qu'aux applaudissements de la France entière vous avez brusquement arrêté l'épidémie? Supposons, chose de prime abord absurde, mais qui tout à l'heure se justifiera amplement, supposons qu'à Saint-Nazaire tout se soit passé à l'opposé, et qu'un nombre considérable de personnes de la ville se fussent rendues sur l'*Anne-Marie* dès son arrivée; supposons, par exemple, que l'on eût considéré la maladie régnante comme une fièvre ordinaire, et que, dans l'ignorance de la présence du fléau, on eût pour un motif quelconque donné une fête sur le navire : voici la population invitée, pénétrant dans tous les coins et recoins du bâtiment, la foule assemblée sur le rivage, tout le monde allant et venant, bref le mélange le plus complet et le plus désordonné : est-ce qu'à Saint-Nazaire, avec l'*Anne-Marie* seule, il n'y aurait pas eu des milliers de malades? Eh bien, c'est précisément ainsi que les choses se sont passées à Barcelone.

Voici presque textuellement les renseignements fournis à ce sujet par Bally, François et Pariset :

Vingt navires infectés stationnaient devant Barcelone, la plupart ayant eu ou ayant présentement encore la fièvre jaune à bord, et les capitaines, par crainte du lazaret, imaginaient mille ruses pour dissimuler l'état des choses.

Arrive le 15 juillet; on fête la Constitution. « *Dès la pointe du jour Barcelone sortit tout entière pour se répandre sur les quais et sur la vaste esplanade de Barcelonette. On avait préparé des joutes sur l'eau; ces joutes attirèrent tous les yeux. Les vaisseaux du port se couvrirent de visiteurs, qui se mêlèrent tout le jour avec les hommes des équipages.* » On pénétra partout; on se coucha sur les lits, les vêtements et les couvertures : qu'arriva-t-il? Je transcris de nouveau : « *Quelques jours après, le mal parla, pour ainsi dire, de toutes parts et donna le plus sinistre éveil.* » Cependant, c'est le 26 juillet seulement qu'on mit les vaisseaux en quarantaine; mais alors encore, ajoutent les auteurs cités, « *il est probable que les mesures prises n'ont eu ni l'ensemble ni la rapidité nécessaires.* » Et comment les précautions nécessaires eussent-elles été prises? Les médecins espagnols s'étaient divisés sur le diagnostic, les uns affirmant la présence de la fièvre jaune, les autres ne voyant partout que des fièvres bilieuses, et la population, prenant fait et cause pour ces derniers praticiens, poursuivit leurs rivaux du cri injurieux d'*auteurs de la fièvre jaune*. Les choses durèrent longtemps ainsi, et encore le 14 août, le peuple, ne croyant toujours pas à l'existence du mal, arracha des mains de la police quatre malades que l'on avait cru devoir isoler dans un lazaret. Tout cela finalement aboutit à la conséquence que voici : le 12 septembre, deux mois et non pas cinq après le début de l'épidémie, celle-ci avait déjà fait de tels ravages que les autorités supérieures de Barcelone durent quitter la ville.

Ces tristes en même temps qu'instructifs détails, ainsi que nombre d'autres tout aussi significatifs, se lisent dans les premières pages du travail de la commission de 1821 ; comment M. Mélier ne les a-t-il pas vus, et se livrant à un calcul comparatif qui pèche si évidemment par la base, est-il arrivé, de déduction en déduction, jusqu'à nous présenter les faits de Barcelone comme des preuves péremptoires de communication de première à deuxième main, de deuxième à troisième, de troisième à quatrième, de quatrième à cinquième !!

Question de transmissibilité à part, j'ai hâte de m'associer à l'opinion générale en disant que la relation de l'épidémie de Saint-Nazaire restera dans la science comme un document des plus remarquables, et dont je crois pouvoir tirer les conclusions suivantes :

1° Il n'existe pour la fièvre jaune aucune preuve positive de transmissibilité d'homme à homme.

2° A Saint-Nazaire, les individus atteints de la maladie ne l'ayant pas communiquée à leurs familles, et l'épidémie ayant cessé avec l'assainissement de l'*Anne-Marie*, ces faits témoignent en faveur de la *non-transmissibilité*.

3° Quoique non transmissible, la fièvre jaune est susceptible d'être importée d'une contrée dans une autre et, une fois importée, de se propager épidémiquement (faits de Saint-Nazaire et de Barcelone).

4° Le mode d'importation et de propagation de la fièvre jaune diffère du tout au tout du mode d'importation et de propagation de la variole, de la syphilis et de la gale.

a. Importation. — Tandis que la syphilis n'est importée d'une contrée dans une autre que par les personnes, tandis que la variole et la gale sont importées à la fois par les personnes et les objets que celles-ci ont souillés de leurs principes infectieux, l'importation de la fièvre jaune a lieu uniquement par les choses contaminées (navire, vêtements, etc.).

b. Propagation. — Tandis que les principes de la variole, de la syphilis et de la gale se reproduisent dans l'intérieur de notre corps, soit dans ses parties les plus profondes, soit dans son tégument le plus externe, l'agent de la fièvre jaune se multiplie tout à fait en dehors de l'organisme humain, au sein d'une matière organique en décomposition. « Cet agent, a dit M. Mélier, une fois déposé dans un navire, s'y développe, s'y multiplie, y fermente. » Et, en effet, la fermentation est aussi une reproduction ; *c'est la reproduction du ferment*, dans les idées de Berzelius et de Liebig comme dans celles de M. Pasteur.

En résumé, non-transmissibilité, mais néanmoins importation et propagation ultérieure s'effectuant d'après un mode spécial, voilà ce qui caractérise l'histoire étiologique de la fièvre jaune. Et maintenant, doit-on dire de cette maladie qu'elle est *contagieuse ?*

Si vous faites la question aux pathologistes, ils sont forcés de dire non ; car pour eux contagion est synonyme de transmission d'homme à homme : « *Une maladie contagieuse*, dit Chomel, qui fait autorité en matière de technologie, *est celle qui se transmet de l'individu qui en est atteint aux personnes saines.* » (Pathol. gén., p. 44.) — Donc la fièvre jaune, n'étant pas transmissible d'homme à homme, n'est pas contagieuse.

La fièvre jaune est-elle, au contraire, contagieuse au point de vue de l'hygiène ? Oui, certes ; car un navire infecté qui entre dans un port doit être isolé, lavé et purifié dans ses parties les plus profondes, et les passagers, conduits au lazaret, y seront soumis à des soins de propreté, en attendant que bagages et vêtements soient désinfectés.

Bref, la fièvre jaune n'est pas contagieuse au point de vue de la science actuelle, mais elle l'est au point de vue de l'art, l'hygiène étant l'art de prévenir les maladies. Il y a donc ici, entre la science et l'art, un désaccord profond, un dissentiment radical ; or, comme c'est à la théorie à se conformer aux faits, et non pas aux faits de se plier à la théorie, il faut absolument que la pathologie générale envisage désormais la question de la contagion d'une tout autre manière que par le passé.

III.

Les conclusions que j'ai tirées de la relation de l'épidémie de fièvre jaune à Saint-Nazaire sont précisément celles auxquelles j'ai été conduit, il y a déjà six ans, relativement à une autre affection également réputée contagieuse, je veux parler du *typhus*, et quand M. Mêlier, dans une petite digression, raconte incidemment ce qui s'est passé pendant la guerre de Crimée à bord du vaisseau le *Duperré*, sans s'en douter, il n'a fait que confirmer les opinions que j'avais énergiquement soutenues en 1856, 1857 et 1858 (1).

---

(1) *Mémoire de la Société de médecine de Constantinople*, 1856. — *Théorie de la fièvre typhoïde et du typhus* (Paris, Levraut, 1856). — *Mémoire sur le typhus de l'armée d'Orient* (*Gaz. méd. de Strasb.*, 1857). — *Etudes rétrospectives sur le typhus* (*Gaz. méd. de Strasb.*, 1858). — *Lettre sur l'incubation et la contagion du typhus* (*Union méd.*, 1858, 18 mai). Voir aussi, dans les *Archives de médecine*, la Revue critique des mémoires produits sur le typhus de l'armée d'Orient, par M. Danner, 1858.

Voici de mes publications quelques extraits dans lesquels cette identité de conclusions ressortira en quelque sorte d'elle-même.

J'ai écrit en effet en 1857, dans la *Gazette médicale de Strasbourg :*

« A Constantinople, pendant que mes salles de Gulhané se trouvè-
» rent en proie au typhus, j'ai eu l'idée que le miasme, cause de
» l'empoisonnement nosocomial, ne provenait pas des typhiques eux-
» mêmes, *mais bien des salles et de la literie*, depuis longtemps in-
» fectées par la présence de toute sorte de matières putrides. Pour
» vérifier la justesse de cette idée, je me suis rendu successivement
» dans deux établissements civils de Constantinople, lesquels étant
» permanents et administrés par des sœurs, étaient naturellement
» mieux tenus, m'enquérir si les typhiques qui y avaient été soignés,
» y avaient, oui ou non, propagé la maladie. Or, ces investigations
» m'ont donné les résultats suivants, que j'ai fait connaître à la So-
» ciété de médecine de Constantinople (1).

» La maison des sœurs, dite *Saint-Benoît,* a, dans l'espace de
» quatre mois, abrité et traité 54 filles de charité, victimes de leur
» dévouement dans nos hôpitaux militaires. *Point de contagion dans*
» *cet établissement.*

» D'autre part, l'hôpital civil qui se trouve dans des conditions
» d'aération bien inférieures à celles de Gulhané, et habituellement
» encombré, a traité 100 typhiques; *ni les infirmiers, ni les sœurs,*
» *ni les autres malades, à l'exception toutefois d'un valétudinaire, ne*
» *furent atteints.*

» Ajoutons à ces faits qu'au commencement de l'année 1856, des
» corps de troupes venant de Crimée et portant, comme on dit,
» le typhus dans leurs flancs, débarquèrent à Marseille; cinq jours
» après, ils se trouvèrent à Paris, où on les accueillit à bras ou-
» verts. Cependant le Val-de-Grâce reçoit les dernières victimes
» du fléau de Crimée.

» Voyons ce qu'il en est advenu là de la contagion. Les typhiques,
» dit M. Godelier, reçus d'abord indistinctement dans les différents
» services de fiévreux, furent bientôt dirigés de préférence sur les
» salles de clinique. Là, pendant trois mois, mêlés en plus ou moins
» grand nombre aux autres malades, *leur présence n'exerce sur eux*
» *aucune influence.* Ni les infirmiers, ni les jeunes médecins de l'É-
» cole attachés à nos salles, ni ceux qui pratiquèrent les autopsies,
» n'éprouvèrent le moindre effet du contact journalier des typhiques.
» Il en fut de même dans les autres services. Plus tard, il est vrai,
» trois sœurs et un infirmier du Val-de-Grâce furent atteints.

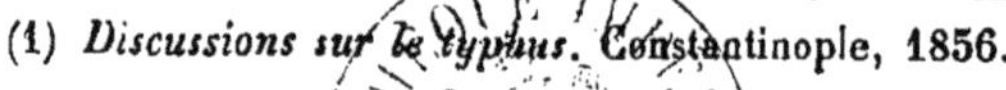

(1) *Discussions sur le typhus.* Constantinople, 1856.

2

» Ainsi, propagation très-active du typhus dans les ambulances de » la Crimée, dans les bâtiments de la marine affectés au transport » des hommes, et dans les hôpitaux militaires de Constantinople, pro- » pagation tout à fait exceptionnelle partout en dehors de ces endroits; » il y a là un contraste frappant.

» Voici comment je crois pouvoir l'expliquer :

» Pendant tout le temps qu'a duré le siége de Sébastopol, et long- » temps avant l'explosion du typhus, les soldats ont dû vivre dans » une grande malpropreté : des impuretés de toute sorte salissaient » leur peau, leurs vêtements et tout ce qui leur appartenait; or, » ceux d'entre eux qui tombèrent malades, et le nombre en fut mal- » heureusement très-grand, apportèrent ces mêmes impuretés et » dans les bâtiments de la marine et dans les hôpitaux militaires de » Constantinople, où ils entraient directement dans les salles tels » qu'ils venaient de débarquer et sans changer de vêtements. Quand » le miasme typhique a surgi en Crimée, au sein de cette matière » animale en décomposition, comme cette matière se trouvait épar- » pillée au loin, le même courant d'hommes a amené partout le » *ferment*, de sorte qu'au bout de peu de temps toute l'armée » d'Orient, depuis la Crimée jusqu'à Constantinople, s'est trouvée, » qu'on me permette l'expression, comme dans un *marais*, mais un » marais composé de matière animale : voilà qui explique l'active » propagation d'un côté. Quant aux faits exceptionnels de transmis- » sion en dehors des foyers d'infection, ils seraient dus à la pro- » priété qu'a la matière fermentescible d'adhérer à certains objets » avec lesquels elle est transportée au loin. (Il n'y a pas que le fait » vulgairement connu de Pringle pour prouver la possibilité de ce » mode de propagation. En 1814, à la Salpêtrière, Pinel a vu suc- » comber par le typhus tous les infirmiers employés aux vêtements. » Voy. Bouillaud : *Nosographie médicale,* t. V, p. 60).

» Pour ce qui concerne la régénération du miasme typhique au » sein de l'organisme, personne n'ayant eu le typhus depuis 1815, la » disposition à le contracter devait être générale. Mais pourquoi » alors, dans le va-et-vient continuel entre les armées et leur pays, » le fléau ne s'est-il pas propagé dans les populations de France et » de Turquie? Pourquoi n'a-t-il pas ravagé le Val-de-Grâce et les » établissements civils de Constantinople? Si l'on ne perd pas de vue » que la régénération du miasme typhique dans l'organisme n'a ja- » mais été qu'une hypothèse, et que cette hypothèse n'a surgi que » sous l'influence d'une idée d'analogie avec la variole, l'on convien- » dra que cette hypothèse a pu n'avoir été qu'une illusion. Je dé- » signe sous le nom de *fermentation miasmatique* celle que je pro-

» pose en lieu et place. » (*Gazette médicale de Strasbourg*, 1857).

Dès la première séance de la Société de médecine de Constantinople, j'avais signalé les faits de l'immunité des hôpitaux civils (*Discussion sur le typhus*, p. 20). Voyant que mes collègues ne les prenaient pas en considération, je les ai reproduits avec détails multiples dans la séance du 10 mai (*idem*, p. 71). « Les faits rapportés par M. Netter ont une grande importance », a dit plus tard le médecin sanitaire de Constantinople, M. Fauvel, témoignant ainsi de leur exactitude (*idem*, p. 167). « Ces faits sont des plus remarquables », a dit tout récemment M. le baron Larrey, dans la discussion sur l'hygiène des hôpitaux à l'Académie de médecine, en les attribuant, il est vrai, à un autre médecin que moi, erreur que notre honorable Inspecteur a reconnue dans une correspondance privée. C'est en effet moi qui, pour vérifier la justesse de l'idée de contamination des hôpitaux militaires, me suis rendu dans les établissements civils, et là, compulsant les cahiers de visite avec l'aide des sœurs, j'ai établi ces faits....

Je passe à un autre point dont je n'ai pas encore fait mention. On se rappelle que M. Mêlier a réduit la durée de l'incubation de la fièvre jaune à 3, 4, 6 jours au maximum, au lieu de ces prolongations de 15, 30 jours et bien davantage encore, généralement admises. Sur quoi s'était-on basé pour ces derniers chiffres ? On le sait, un navire quittait le port de Vera-Cruz ou celui de la Havane, ayant son équipage en parfaite santé, et plus tard, pendant le cours de la traversée, la fièvre jaune éclatait tout à coup parmi les matelots : *Incubation*, disait le médecin de bord, dans la pensée d'une contagion antérieure, et quel que fût le temps écoulé depuis le moment du départ, c'est sur cette base qu'il calculait la durée de l'incubation. Non, non, dit M. Mêlier, l'agent septique ne couve pas aussi longtemps dans le corps humain ; c'est dans le navire, dans sa cale et dans sa charpente qu'il reste caché aussi longtemps ; 3, 4, 6 jours d'incubation au plus, voilà ce qui résulte des faits observés à Saint-Nazaire. Là, des déchargeurs étaient appelés un jour sur l'*Anne-Marie*, et 3, 4, 6 jours au plus après s'être exposés à l'action de la cause morbide, ils présentaient déjà les premiers symptômes du mal. On le voit, c'est de l'hypothèse d'une contagion antérieure qu'on avait déduit les incubations à longue durée ; c'est de l'observation directe que M. Mêlier a tiré ses conclusions en sens contraire. Et maintenant, qu'est-ce que j'avais donc dit de mon côté pour le typhus ? Je transcris ici encore :

« Ce qu'on appelle *incubation* du typhus est une pure hypothèse » imaginée pour la compréhension de certains faits que dans une au- » tre manière de voir l'on s'expliquerait plus simplement. Quels sont » les faits que les dernières épidémies de typhus ont amenés à l'ap-

» pui de la théorie de l'incubation ? Ils se réduisent aux suivants :
» Des hommes se sont embarqués à Kamiesch ou à Constantinople
» avec toute l'apparence d'une bonne santé, et puis, plus tard, soit
» pendant la traversée, soit longtemps après le débarquement, le ty-
» phus s'est manifesté parmi eux. Cela prouve-t-il que le miasme a
» d'abord sommeillé dans l'organisme et s'est ensuite réveillé ? ne
» peut-on pas tout aussi bien admettre qu'après être resté caché dans
» un vêtement ou dans un foyer quelconque, il aura été ultérieure-
» ment, par suite de quelque circonstance fortuite, mis à portée
» d'être absorbé ?

» Que pendant une traversée il y ait une série de beaux jours,
» tout le monde sera sur le pont ; vienne le gros temps, c'est à qui
» ira s'abriter dans les profondeurs du bâtiment ; s'il y a là quelque
» part un foyer d'infection, il n'y a rien d'étonnant à ce que les in-
» dividus jusque-là bien portants contractent le typhus, » etc., etc.
(*Gaz. méd. de Strasbourg*, 1857.)

« Cette explication, dit M. Danner dans sa *Revue critique* (*Arch. de méd.*), appartient à M. Netter, et nous ne l'avons retrouvée nulle part ailleurs. »

N'est-ce là en réalité qu'une explication, une hypothèse substituée à une autre ? Voici des faits à l'appui.

En 1856, le typhus éclata en pleine mer sur sept vaisseaux de notre escadre de la mer Noire ; de 2,457 marins, chiffre total des équipages, 525 ayant été atteints de l'affection, on prit terre, on débarqua les malades et l'on désinfecta les navires ; or, tout aussitôt l'épidémie a été comme coupée à bord, et les 1,932 matelots jusque-là épargnés sont restés épargnés. Le miasme n'a donc pas couvé dans les hommes, mais bien dans les choses. (Voir ma lettre sur *l'Incubation et la contagion du typhus*, *Union médicale*, 1858).

N'ai-je pas été dès lors en droit de dire que le fait du vaisseau *le Duperré*, cité par M. Mélier, n'était que la confirmation de ce que j'avais depuis longtemps démontré ?

« Arrive pour l'équipage décimé par le typhus, dit M. Mélier, le
» moment de quitter la mer et d'être remplacé par un autre. A dater
» de ce moment, plus aucun malade ne se montre parmi les hom-
» mes dont il se compose. Mais, chose bien remarquable et tout à fait
» concluante, l'équipage nouveau n'est pas plutôt à bord qu'à son tour
» il donne des malades. *C'est le navire qui est malade*, a dit pitto-
» resquement l'amiral Dubourdier. » (*Relation de l'épidémie de fièvre jaune à Saint-Nazaire.*)

En conséquence de ce qui précède, je conclus pour le typhus comme j'ai conclu pour la fièvre jaune.

1° Il n'existe pour le typhus aucune preuve positive de transmissibilité d'homme à homme.

2° L'immunité dont ont joui les hôpitaux civils de Constantinople témoigne en faveur de la non-transmissibilité.

3° Cependant, le typhus est susceptible d'être importé d'un endroit dans un autre, et, une fois importé, de se propager plus ou moins épidémiquement. (Typhus de Crimée propagé aux navires, aux hôpitaux militaires de Constantinople et de Toulon.)

4° Le mode d'importation et de propagation du typhus diffère du tout au tout de ce qui a lieu pour la variole, la syphilis et la gale.

A. *Importation :* elle a lieu uniquement par les objets contaminés (vêtements, navires, literie, souillures cutanées).

B. *Propagation :* elle résulte de la reproduction de l'agent septique au sein d'une matière animale en fermentation.

Quant à la nature et à l'origine de cette matière organique spéciale, laissant dégager de sa fermentation l'agent typhique, voici l'idée qu'à ce sujet j'ai émise :

Quand une population ou un groupe d'individus est en proie à une extrême misère, comme en temps de famine ou de constitution scorbutique, alors les émanations humaines acquièrent un caractère de perniciosité particulière qui se révèle par une odeur horriblement fétide. Si dans ces conditions la malpropreté existe en même temps, ce qui est presque inévitable, les produits des émanations humaines, surtout là où il y a encombrement, s'accumulent dans les vêtements, sur la peau, dans la literie, etc..., et de là une sorte de *marais* spécial dans lequel s'empoisonnent non-seulement les individus qui ont donné lieu à sa formation, mais encore les personnes étrangères, aisées, n'ayant pas souffert de la misère, mais que leurs fonctions appellent dans ces milieux, telles que médecins, sœurs, infirmiers. Ce n'est pas là une hypothèse imaginaire : voici ce que raconte Sarcone dans sa relation de l'épidémie de Naples en 1764. La contrée était en proie à la famine; des bandes de paysans affamés, désignés sous le nom de *misérables*, affluèrent dans la ville, dans l'espoir d'y améliorer leur triste sort. Or, dit Sarcone :

« C'était un spectacle digne de larmes que de voir de tous côtés errer dans les rues non pas des hommes, mais des cadavres vivants, pâles, défaits, couverts de haillons, et exhalant une vapeur rance très-désagréable.... L'époque de notre épidémie coïncida avec celle de l'arrivée de ces *misérables*, et elle s'introduisit parmi nous d'un pas égal et correspondant à l'affluence de cette foule de malheureux, qui, partout où ils passèrent, laissèrent des souvenirs douloureux de leur présence; Capoue, Aversa, Foggia, Lucera, éprouvèrent la maladie épidémique dès qu'on leur y eut donné retraite; au contraire, plusieurs villes qui leur refusèrent asile se maintinrent saines.... Il y eut un grand nombre d'observations des dommages que les *misérables* causèrent, *et du danger manifeste auquel s'exposèrent ceux qui étaient soumis à l'exhalaison putride de leurs corps et de leurs haillons....* Les vêtements, les chemises malpropres, *la peau elle-même sale des misérables*, furent à notre égard ce que sont les marais, les étangs pour ceux qui sont exposés à en éprouver l'action. » (Sarcone, *passim.*)

Qu'on se représente maintenant notre armée de Crimée livrée pendant deux longs hivers à des travaux de siége, nourrie de biscuit et de salaisons, les soldats s'encombrant la nuit dans des trous creusés en terre afin d'avoir chaud, un nombre considérable d'entre eux devenus scorbutiques et exhalant, comme cela a lieu dans cette maladie, une odeur infecte, et l'on comprendra qu'il ait pu y avoir là aussi une matière organique spéciale particulièrement pernicieuse. (Voir pour plus de détails, dans mes diverses publications, *Rapport du typhus avec le scorbut.*)

Quoi qu'il en soit de ce point, ce qui me paraît acquis à l'histoire étiologique du typhus, c'est la non-transmissibilité d'homme à homme, et, nonobstant cela, la possibilité de l'importation de cette maladie avec propagation épidémique ultérieure. Il en est donc, sous ce rapport, du typhus comme de la fièvre jaune, et cette identité de conclusions déduites de travaux différents devient, si je ne me trompe, une nouvelle preuve de leur justesse respective.

De même que la fièvre jaune, le typhus n'est donc pas contagieux au point de vue de la science, pour laquelle le mot *contagion* est synonyme de transmission d'homme à homme ; mais le typhus est fortement contagieux sous le rapport de l'art, de l'hygiène, des précautions à prendre contre une maladie susceptible d'être importée d'une contrée dans une autre. Je le répète, il existe dans la question de la contagion un désaccord profond entre la science et l'art ; or, encore une fois, comme c'est à la science à se modifier d'après les enseignements progressifs de l'expérience, il y a lieu de rechercher en quoi doit consister cette modification ; c'est maintenant seulement que je vais entrer dans le cœur de mon sujet.

IV.

L'histoire de la contagion, considérée d'une manière générale, nous offre le curieux spectacle de discussions se renouvelant depuis une quarantaine d'années à tout propos, qu'il s'agisse de peste, de typhus, de fièvre jaune, de choléra ou de fièvre typhoïde, mais discussions qui n'ont jamais pu aboutir. Il y a plus : dans toutes les controverses qui ont eu lieu sur la contagion, vous retrouverez les mêmes arguments suivis des mêmes répliques, les mêmes oppositions de faits positifs et négatifs, les mêmes interprétations adverses, polémique toujours semblable et à peu de chose près se terminant toujours de la même manière, par la confirmation de chacun dans sa propre opinion. Si un jour on laisse là le sujet, c'est pour le reprendre à la première occasion, de sorte que la discussion sur la contagion n'est en réalité qu'un long combat, interrompu seulement par des trêves multiples. A la vérité, depuis quelque temps, on s'abstient de descendre dans l'arène; mais sans doute c'est de guerre lasse, par suite de l'inutilité des efforts tentés, découragement si profond que même la brillante lecture de M. Mélier n'a pu relever les esprits : après une courte lutte, la question a été ajournée.

Curieux spectacle, et qui ne se voit point dans les sciences autres que la médecine : en physique, en chimie, par exemple, à propos des *fermentations*, quand les discussions se prolongent, du moins elles provoquent sans cesse à des expériences nouvelles ; les adversaires apportent des faits nouveaux à l'appui de leurs arguments et de leurs répliques, et la science profite ainsi du choc des idées. Chez nous au contraire, dans la question de la contagion, on reste toujours au même point ; les interprétations de la veille seront celles du lendemain, et l'on tourne sans cesse dans le même cercle.

Si dans ces fâcheuses conditions j'ose aborder la question de la contagion considérée d'une manière générale, c'est que depuis mes publications sur le typhus j'ai eu le temps d'y réfléchir ; or j'ai acquis la conviction que c'est la manière même dont la question est posée qui est vicieuse. Dans ma conviction, il y a là, au fond de cette question, non pas seulement une impropriété de terme touchant le mot *contagion*, comme on a l'habitude de le répéter, mais une confusion d'idées, une *fausse association d'idées*, bien autrement grave, et qui, s'étant introduite il y a trois cents ans déjà dans la science, s'y est avec le temps profondément enracinée, et de là aujourd'hui des discussions qui ne peuvent aboutir, par la raison bien simple que c'est le point de départ qui en est faux.

Lorsqu'une question est mal posée, il faut la reprendre par la base : examinons comment s'est établie dans la science la question de la contagion, et, si la base en est mauvaise, replaçons les choses d'une autre manière.

L'idée de contagion est une idée moderne. Dans l'antiquité, lois de Moïse sur la séquestration des lépreux à part, le fait de la transmissibilité des maladies d'homme à homme n'a pas frappé les esprits. Les épidémies étaient attribuées soit à la colère des dieux, soit à la corruption de l'air, des eaux, des aliments. Tout au plus trouve-t-on dans quelques auteurs, dans Sénèque, dans Galien, certains passages qui mentionnent le danger qu'il y a à fréquenter des individus atteints d'affections pestilentielles. (Voir entre autres Eissen, *De la contagion*, Strasb., th. inaug., 1828.) Même la maladie connue alors sous le nom de ψώρα ou *scabies*, et dans laquelle de nos jours certains ont cru reconnaître la gale, c'est encore à peine si le fait de la transmissibilité se trouve indiqué. (Voir Rayer, *Traité des maladies de la peau*, et Bourguignon, *Traité de la gale de l'homme*, Paris, 1852.)

La question de la contagion ne remonte véritablement qu'au quinzième siècle de notre ère, au temps de Fracastor. Les épidémies de variole, propagées en Europe dans le huitième siècle, s'y étaient peu à peu multipliées, et l'an 1493 avait vu la mémorable épidémie de syphilis. Variole et syphilis, telles furent donc les deux maladies à l'occasion desquelles l'idée de contagion a surgi, et cela est si vrai que pour la gale c'est Guy de Chauliac qui, dans le quinzième siècle, prononça le premier le mot de contagion. (Rayer, ouvrage cité.) C'est aussi à cette époque, et tout aussitôt, qu'on a admis la contagion de toute sorte d'autres affections, et déjà Fracastor, dans son livre intitulé *De contagione,* après avoir en première ligne décrit la variole, place immédiatement à côté la peste, les fièvres pestilentielles, etc.

La simple filiation de ces détails historiques nous montre que, dans la question de la contagion, ce qui a tout d'abord guidé les médecins, c'est l'idée d'analogie avec la variole et la syphilis. Or, cette idée d'analogie n'a jamais cessé depuis de préoccuper les esprits : c'est ainsi que de notre temps, Hildenbrand, traitant du typhus, considéra cette maladie « comme une fièvre essentielle dont la marche offre une constante uniformité, *semblable à celle de la petite vérole...* ». De même aussi dans nos discussions actuelles, quand à propos du choléra ou de la fièvre typhoïde les anti-contagionistes objectent les faits négatifs, que répondent les contagionistes? Pendant une épidémie de variole, disent-ils, tout le monde n'est pas non plus atteint, et aussi vis-à-vis de cette affection, il y a des organismes réfractaires.

Je n'entends jusqu'ici ni approuver ni blâmer ce mode de raisonnement; je constate seulement un fait, à savoir, qu'au fond de la question de la contagion se trouve l'idée d'analogie avec la variole et la syphilis, assertion dont la justesse ressortira encore plus complétement de toutes mes réflexions ultérieures.

Cela posé, il est indispensable de rappeler que de tous les moyens que nous possédons pour arriver à la connaissance des choses, il n'en est pas de plus fallacieux que le raisonnement par analogie. Tous les logiciens sont d'accord là-dessus.

Dans vos comparaisons, nous disent-ils, gardez-vous de conclure avec précipitation. Quand vous rencontrerez des choses qui se ressemblent un peu, n'allez pas tout de suite supposer qu'elles se ressemblent beaucoup, et avant de procéder par induction, examinez longtemps et avec soin tous les rapports et toutes les différences. Autrement, si vous vous laissez aller à induire trop tôt, vous pourrez vous créer une chimère, un *paralogisme*, et une fois que vous serez imbu d'une semblable idée fausse, vous en reviendrez très-difficilement. Alors vous interpréterez toutes choses de ce faux point de vue, et vous tomberez dans les erreurs les plus grossières. Tous les logiciens insistent énergiquement sur ces recommandations, et Bacon, appelant nos erreurs des *idoles,* classe au premier rang celle qui surgit dans notre esprit à la suite de ressemblances incomplètes.

Je reviens maintenant à mon sujet, et la grande idole de Bacon ne tardera pas à nous apparaître.

Quel est ici le premier terme de la comparaison ? C'est la variole, c'est la syphilis, deux affections au premier abord disparates, mais qui néanmoins au point de vue de la contagion offrent certains caractères communs. Ceux-ci sont au nombre de trois, vulgairement connus, que personne ne contestera, mais que je suis forcé de rappeler avec quelques détails, parce que c'est précisément à leur endroit que s'est établie la confusion d'idées dont j'ai parlé plus haut; du reste, on n'a pas formulé jusqu'ici ces caractères avec toute la netteté désirable.

1° La variole et la syphilis sont des effets d'agents spécifiques dits *virus*, qui, une fois introduits dans l'organisme humain, s'y multiplient, s'y reproduisent : comme on sait, il suffit d'inoculer une gouttelette de pus varioleux ou syphilitique pour donner lieu à la formation d'un nombre considérable de gouttelettes nouvelles.

En d'autres termes, le corps humain a la funeste propriété de régénérer les virus varioleux et syphilitique, et cette propriété est tellement inhérente à notre économie que les inoculations manquent rarement leur effet; c'est ainsi qu'autrefois celles de la variole n'échouaient qu'exceptionnellement (voir, entre autres, Dezoteux et Valentin,

Traité de l'inoculation de la variole), et de même aujourd'hui pour les inoculations de la syphilis.

2° Non-seulement ces virus sont inoculables, mais ils se transmettent encore, en dehors de toute intervention médicale, par le simple effet des rapports que l'on a avec les malades, communication involontaire dite *contagion.*

A la vérité, cette deuxième espèce de transmission ne s'observe pas avec la même fréquence que la précédente; on rencontre un peu plus d'individus qui s'y exposent impunément; mais ce ne sont toujours là que des exceptions. En général, la variole se propage partout où les hommes vivent en groupe, dans les familles, dans les maisons d'éducation, dans les casernes, dans les hôpitaux, et quant à la transmission de la syphilis, elle est d'observation journalière.

Ajoutons que la variole et la syphilis ont régné et règnent encore dans toutes les parties du monde, sous tous les climats, en Europe, en Asie, en Afrique, en Amérique.

En d'autres termes, les faits de contagion dits *positifs* sont en immense majorité par rapport aux faits négatifs, conséquence de l'aptitude de l'organisme à régénérer les deux virus, conséquence si naturelle, que l'on n'a pas jusqu'ici pris la peine de la noter.

3° La variole et la syphilis étant dues à l'action de principes virulents, constituent nécessairement des maladies générales, *totius substantiæ*, s'accompagnant de troubles multiples et divers. C'est ainsi que dans la variole, outre l'éruption cutanée, il y a en même temps de la fièvre, des douleurs lombaires, du délire, etc. ; et la syphilis nous présente des accidents secondaires et tertiaires succédant aux manifestations locales.

En résumé :

1° Régénération des virus varioleux et syphilitique dans l'organisme, démontrée par l'inoculation ;

2° Faits positifs de contagion en grande majorité, par rapport aux faits négatifs ;

3° Altération *totius substantiæ.*

Tels sont les trois caractères distinguant les deux affections au point de vue de la contagion.

Pour me conformer maintenant aux règles tracées par les logiciens, je dois, comme dit Bacon, *faire comparaître* les autres maladies réputées contagieuses, afin de procéder à la comparaison, et me voici amené à traiter successivement de la rougeole et de la scarlatine, de la gale, de la peste, du choléra, etc., en restant, bien entendu, dans les limites de mon sujet.

a. Rougeole et scarlatine. — A-t-on pu inoculer ces deux maladies? Non, que je sache, et cependant personne ne met ici en doute la reproduction des agents septiques dans l'organisme. Pourquoi ne s'élève-t-il ici aucune objection, tandis que pour le typhus, la fièvre jaune, etc., nous ne cessons d'être en discussion? A quoi tient donc un accord aussi exceptionnel? Rien de plus naturel.

La rougeole et la scarlatine nous offrent-elles des faits positifs de contagion en immense majorité par rapport aux faits négatifs? Est-ce que ces deux affections se propagent partout où les hommes vivent en groupe, dans les hôpitaux comme dans les familles, et sous n'importe quel climat? Oui.

En second lieu, la rougeole et la scarlatine sont-elles des affections générales s'accompagnant de troubles multiples et divers? Encore une fois, oui. Dès lors, deux des caractères spécifiés plus haut étant présents, il y a lieu d'admettre le troisième, c'est-à-dire la régénération des agents septiques dans l'organisme ; car, dit la logique, lorsque entre les faits les rapports observés sont nombreux et importants, les conclusions fondées sur l'analogie sont légitimes.

Mais, dit aussi la logique, quand dans une comparaison l'un des caractères essentiels ne peut être constaté, si en même temps de grandes dissemblances existent sur le reste, alors abstenez-vous de procéder par induction ; autrement, si, sautant par-dessus les différences, vous concluez tout de même, vous risquez de vous créer une chimère, un *paralogisme*, une *idole* qui obscurcira et embrouillera toutes vos observations ultérieures. Voici, sans sortir de la question de la contagion, un exemple démontrant de la manière la plus saisissante et la justesse de cette recommandation, et l'absolue nécessité de cette réserve. Je veux parler des colossales erreurs auxquelles a donné lieu une autre maladie contagieuse, la gale.

b. Gale. — Curieuse histoire! « Si nous jetons un coup d'œil rétrospectif, dit M. Bourguignon, sur l'histoire de la gale et de son insecte, plusieurs grands faits frappent l'esprit et l'intéressent... Mais celui qui, plus que tout autre, attire l'attention, c'est la lutte prolongée entre les localisateurs et les théoriciens, qui trouvaient la cause de l'affection dans le vice des humeurs; ce sont les étranges péripéties qui ont successivement agité les esprits relativement à l'acarus; car quoi de plus *inexplicable* de voir cet insecte tant de fois découvert et tant de fois nié de nouveau? N'est-il pas *incompréhensible* qu'un fait simple en lui-même ait rencontré tant de fois une opposition insurmontable avant d'être accepté définitivement dans la science? »

Non, ces erreurs ne sont pas incompréhensibles; l'explication en est, au contraire, aisée, et c'est ici qu'on verra où mène le raisonnement par analogie, quand on n'observe pas rigoureusement les règles tracées par les logiciens. Reprenons nos questions.

Relativement à la gale, les faits positifs de contagion sont-ils en immense majorité par rapport aux faits négatifs ? Oui.

Mais la gale s'accompagne-t-elle de troubles multiples et divers, et se présente-t-elle à nous avec les apparences d'une maladie générale, *totius substantiæ ?* Non, très-évidemment non. A la vérité, les démangeaisons se faisant sentir surtout la nuit, il s'ensuit quelquefois une insomnie qui, en se répétant ou se prolongeant, peut amener une agitation fébrile, à la longue même, affaiblir les gens et les faire maigrir; mais ce sont là des conséquences rares, exceptionnelles, directement liées du reste à la lésion locale; mais de là aux troubles généraux de la variole ou aux accidents consécutifs de la syphilis, il y a énormément loin. Donc ici, outre l'absence d'un virus inoculable, il y avait encore un autre point essentiel sur lequel la ressemblance avec la variole et la syphilis faisait défaut, et dès lors il fallait se garder de conclure par induction; or c'est précisément en cela qu'ont péché nos prédécesseurs. Vivement frappés de la contagion de la gale, ils ont tout de suite pensé à la variole et à la syphilis, et sautant par-dessus les dissemblances, ils ont conclu à l'existence d'un virus psorique se régénérant dans l'organisme.

Cependant, la faute commise n'est pas aussi simple qu'elle le paraît au premier abord; car il y a dans le raisonnement de nos prédécesseurs, non pas un, mais deux vices que je dois d'autant plus faire ressortir que c'est ici que se rencontre la *fausse association d'idées* dont j'ai parlé plus haut, et qui, selon moi, obscurcit aujourd'hui encore toute la question de la contagion. Je m'explique : La transmissibilité de la variole et de la syphilis, ai-je dit, n'est qu'une conséquence, une suite éloignée de la régénération des virus dans l'organisme. Eh bien, nos prédécesseurs ont confondu ensemble reproduction des virus dans l'économie et transmissibilité, au point de croire les deux faits inséparables : ne connaissant d'autre contagion que celle de la variole et de la syphilis, ils ont cru tout naturellement que pour la gale il devait en être absolument de même. La gale est contagieuse, donc il y a un virus psorique qui se régénère dans notre corps, et cette déduction leur a paru tellement évidente qu'elle a été pour eux comme un axiome. Ils eussent évité l'erreur en tenant compte des dissemblances autant que des ressemblances; mais c'est ce qu'ils n'ont pas fait. Bref, fausse association d'idées d'une part, oubli des règles de l'analogie de l'autre, telles ont été les causes de l'erreur. L'idole est créée, et maintenant l'histoire des bizarreries dans lesquelles on va tomber s'expliquera d'elle-même.

Un galeux, éruption cutanée à part, jouit-il de toute sa santé? On se figurera que le virus est *latent;* un galeux contracte-t-il d'aventure une affection du cœur, un rhumatisme, une fièvre quelconque? on se hâtera de dire *métastase, rétrocession.* Mais voici des galeux chez lesquels l'éruption, après avoir longtemps persisté, se dissipe complétement, et cependant nul trouble interne ne s'est manifesté. Comment la théorie se conciliera-t-elle avec des faits aussi franchement négatifs? Rien de plus simple : tôt ou tard on tombera malade ; pour avoir eu la gale une fois dans sa vie, on n'est pas pour cela immortel, et l'asthme qui emportera le vieillard sera attribué à une gale gagnée dans l'enfance, un virus ne pouvant pas ne pas produire des troubles internes. Tout ce qui était en opposition avec le système a reçu ainsi sa petite explication particulière ; série de petites idoles étayant la grande.

Voici maintenant qu'en face de cette sorte de monomanie, quelques médecins viennent parler d'un insecte qui se trouverait dans la peau et qui, selon eux, serait la seule cause du mal. On comprend quel accueil était réservé à ces novateurs qui osaient s'attaquer au dogme. Nous ne voulons pas d'hypothèses, leur auront sans doute dit ceux qui avaient dans l'esprit des hypothèses grosses comme des poutres. En vain Cestoni, dès 1686, puis Lorry, Fabricius, de Geer, Wichemann, Latreille, etc., produiront et renouvelleront leurs observations sur l'acarus (voir Bourguignon, ouvrage cité) ; en vain Cestoni écrira ce qui suit : « Les médicaments internes que les médecins donnent aux galeux par la bouche ne servent à rien et ne sont bons, à proprement parler, qu'à engraisser les charlatans. » Tous ces efforts se briseront contre l'influence de l'idole, et plusieurs générations médicales devront s'écouler avant que celle-ci soit ébranlée ; c'est seulement dans ces toutes dernières années qu'on est parvenu à la renverser de son piédestal.

On voit que ce n'est pas sans motifs que Bacon a donné le nom d'idole à l'erreur qui se trouve enracinée dans notre esprit ; car qui dit idole dit *idolâtrie,* ferme croyance à une image illusoire. Nos prédécesseurs ont été au point de vue du virus psorique des *idolâtres,* et naturellement ils ont fait aux partisans de l'acarus l'accueil que dans les religions on fait aux hérésiarques.

Aujourd'hui nous rions de ces erreurs : à mon avis, nous ferions mieux d'en profiter ; car une erreur dont on se rend compte est la meilleure des leçons, et celle-là est fertile en enseignements divers dont je ne veux provisoirement retenir que le suivant :

Toutes les fois que nous nous trouverons en face d'une maladie contagieuse, mais non inoculable, il faut y regarder à deux fois avant d'invoquer l'analogie avec la variole et la syphilis; sans quoi, gare l'idole et ses conséquences! Dans ma prochaine lettre, je me propose de démontrer, en étendant cette étude comparative à la fièvre jaune et aux autres affections de ce genre, que nous ne sommes guère plus sages que nos prédécesseurs.

V.

Dans ma précédente lettre, j'ai examiné comparativement avec la variole et la syphilis : *A*, la rougeole et la scarlatine ; *B*, la gale; je me propose dans celle-ci de procéder de même relativement aux autres maladies réputées contagieuses, que j'envisagerai conjointement, pour n'avoir pas à me répéter.

C. Fièvre jaune, typhus, peste, choléra, fièvre typhoïde.

Et d'abord ces affections appartiennent-elles à la catégorie de celles que l'on appelle *spécifiques,* effets d'agents particuliers? Sur ce premier point, on est aujourd'hui à peu près d'accord; mais les agents pathogéniques dont il s'agit présentement se reproduisent-ils, se régénèrent-ils dans notre corps comme les virus varioleux et syphilitique? Là est la question ; comment savoir ce qui en est? Reprenons notre comparaison.

Les pyrexies telles que la fièvre jaune, le choléra, etc., sont-elles inoculab'es?

Se présentent-elles à nous avec les apparences de maladies générales, *totius substantiœ?*

Nous offrent-elles des faits positifs de transmission d'un corps humain à l'autre, et ces faits positifs sont-ils en majorité par rapport aux faits négatifs ?

Tel est le triple point de vue dont ici encore la question me semble devoir être envisagée : n'oublions pas que c'est pour ne l'avoir pas établie dans ces termes, qu'autrefois on s'est si étrangement fourvoyé relativement à la gale, et, si de nos jours la discussion sur la contagion se prolonge depuis nombre d'années sans résultat aucun, cela seul, ce me semble, implique un vice dans la manière dont la question est aujourd'hui encore posée ; reprenons donc notre comparaison.

1° Dans les essais que l'on a faits, est-on parvenu à inoculer la fièvre jaune, le typhus, la peste, le choléra, la fièvre typhoïde? Non ; donc la preuve directe de la régénération des agents de l'organisme fait défaut, et l'on est réduit à rechercher jusqu'à quel point existent les deux autres caractères servant de mesure comparative ;

2° Ces affections sont-elles des maladies générales, s'accompagnant de troubles multiples et divers? Sur ce point la réponse est sans contredit affirmative; mais, 3° ces affections présentent-elles des faits positifs de transmissibilité d'homme à homme, et ces faits positifs sont-ils en majorité par rapport aux faits négatifs? Examinons.

Et d'abord, que faut-il entendre par faits *positifs* de transmissibilité d'homme à homme? Voici, par exemple, une maison dans laquelle règne la fièvre typhoïde, et déjà deux, quatre, six habitants sont tombés malades : est-ce chose possible que cette maison recèle quelque part une matière organique en décomposition, de nature septique? Comme on sait, c'est précisément là une opinion qui a cours dans la science, puisqu'on admet que les produits longtemps accumulés des émanations humaines peuvent acquérir des propriétés morbifiques(1), et dès lors je suis autorisé à raisonner dans cette supposition. Arrive maintenant de loin un parent, un ami venant visiter les malades, il absorbe le principe morbide, rentre chez lui, et quelques jours après il s'alite à son tour. Jusque-là rien, ce me semble, ne démontre la transmission d'homme à homme, et le fait peut s'expliquer par l'infection. Mais voici qu'autour de ce nouveau malade les cas morbides se multiplient encore; puis, de la deuxième maison, la maladie se propage à une troisième, de celle-ci à une quatrième, s'élevant quelquefois de cette manière à un haut degré d'épidémie : *faits positifs de transmission d'un organisme à l'autre*, se hâte-t-on de dire. Eh quoi! ces faits ne sont-ils donc susceptibles d'aucune autre interprétation ?

Il résulte des magnifiques travaux de M. Pasteur que partout autour de nous, dans l'air et dans tous les objets qui nous environnent, de la matière organique se trouve éparpillée en quantité tellement considérable qu'elle sert de nourriture à des myriades de petits êtres, *infusoires*, *monades*, *bactériums*, *vibrions*, *mycodermes*, *mucédinées*, *torulacées*, dont les uns vivent dans l'air, les autres dans l'intérieur des choses, le contact de l'oxygène les faisant périr. Cette foule de petits êtres mangent, se reproduisent, meurent, et des gaz se dégagent sans que nous nous en doutions le moins du monde. Tout cela nous entre à notre insu dans la bouche, dans les poumons, dans les intestins : c'est là aujourd'hui chose démontrée. On peut discuter sur la génération spontanée ou la préexistence des germes, mais quant aux faits considérés en eux-mêmes (éparpillement de matière orga-

(1) L'accumulation de personnes *saines* dans une enceinte trop étroite suffit pour donner à l'air des propriétés morbifiques. (Chomel, *Path. gén.*, p. 42.)

nique et présence simultanée d'une foule de petits êtres microscopiques), ces faits sont définitivement acquis à la science. Je reviens à mon sujet.

Est-ce chose possible que l'ami ou le parent qui a momentanément séjourné dans la première des maisons ravagées par la fièvre typhoïde, en même temps qu'il y a absorbé l'agent septique, en ait eu ses vêtements souillés, et qu'après cela cet agent, transporté dans d'autres habitations, s'y soit reproduit par fermentation ? Qui oserait aujourd'hui, en présence des données fournies par M. Pasteur, nier *a priori* un semblable mécanisme, et dès lors que deviennent les faits de contagion dits *positifs ?* Remarquez qu'ici je n'affirme pas que les choses se passent de cette manière ; mais ne suffit-il pas d'avoir établi la possibilité de l'hypothèse, pour que les faits de contagion dits *positifs* perdent immédiatement la signification qu'on leur a prêtée ?

J'arrive à l'autre partie de la proposition, savoir, si les prétendus faits positifs se trouvent en majorité par rapport aux faits négatifs, comme cela a lieu pour la variole et la syphilis. Ici, quel singulier contraste !

Fièvre jaune. — Sur quarante et un faits, a dit M. Mêlier, ce sont quarante qui sont négatifs, tandis qu'un seul serait positif.

Typhus. — Si pendant la guerre de Crimée nous eussions eu la variole au lieu du typhus, et que depuis 1815 personne n'eût été ni variolé ni vacciné, est-ce que la maladie serait restée confinée dans les établissements militaires de Constantinople ? Est-ce que les populations grecque et musulmane eussent échappé au fléau ? Est-ce que le Val-de-Grâce, recevant une soixantaine de typhiques, n'eût pas été ravagé à son tour ? « Un seul varioleux au milieu d'individus non vaccinés, a dit M. Fauvel, suffit à produire une épidémie de variole, tandis qu'un typhique au milieu d'une salle de malades, bien tenue et suffisamment aérée, ne propage pas le typhus. La vérité de cette proposition, bien souvent démontrée, l'a été d'une manière très-probante par ce qui s'est passé à l'infirmerie de Saint-Benoît et à l'hôpital civil. » (Discussion sur le typhus.)

On le voit, ici encore, c'est aux faits négatifs qu'appartient la majorité.

Peste. — Les faits négatifs sont tellement nombreux, qu'un observateur distingué, Clot-Bey, a énergiquement nié toute contagion.

Choléra. — Que de villes et de villages épargnés, quoiqu'au centre de foyers épidémiques !

Et quant à la *fièvre typhoïde*, est-ce que nous la voyons,

comme la variole et la rougeole, se propager dans les hôpitaux ? Est-ce que très-longtemps les médecins de Paris n'ont pas repoussé à ce sujet toute idée de contagion, précisément parce que l'observation nosocomiale ne montre rien de semblable ?

En résumé, des trois caractères servant de termes de comparaison, l'un (reproduction par inoculation) fait complètement défaut, et par rapport à un deuxième, il existe une dissemblance énorme. Quelle conclusion faut-il tirer de tout cela ? Rappelons-nous ce que dit la logique :

« Quand dans une comparaison l'un des caractères essentiels ne peut être constaté, si en même temps de grandes dissemblances existent sur le reste, abstenez-vous de procéder par induction ; autrement, si, sautant par-dessus toutes les différences, vous concluez tout de même, vous risquez de vous créer une chimère, un *paralogisme*, une *idole*, qui obscurcira et embrouillera toutes vos observations ultérieures. »

N'oublions pas ce qui s'est passé pour la gale : là aussi la théorie se heurtait journellement contre les faits négatifs, je veux dire contre les cas dans lesquels la maladie était réduite à l'éruption cutanée seule, sans trouble interne aucun. Or on sait comment nos prédécesseurs, au lieu de voir là le renversement de leur absurde doctrine, y ont néanmoins persisté, forçant les interprétations, invoquant l'état latent, les métastases, accumulant hypothèses sur hypothèses, se créant une série de petites idoles plutôt que d'abandonner leur grande idole. Est-ce que par hasard, de notre côté, à propos des pyrexies dont il s'agit, nous nous trouverions engagés dans de semblables erreurs ? Comment nos modernes concilient-ils l'idée de contagion avec le nombre considérable de faits reconnus comme négatifs ? Quelles sont les explications ayant là-dessus cours dans la science ?

Pour la fièvre jaune et la peste, dit-on, la contagion n'est réellement active que dans les parages où ces maladies sont habituellement endémiques : n'est-ce pas là se payer de mots ? Y a-t-il là autre chose que l'aveu d'un frappant contraste avec la variole et la syphilis, qui se reproduisent au contraire sous tous les climats ? Au surplus, si la contagion de la fièvre jaune et de la peste n'était active qu'en Amérique et en Turquie, nous n'aurions pas eu les désastreuses épidémies de Barcelone et de Marseille.

S'agit-il de fièvre typhoïde et de typhus, on dit que les miasmes ne deviennent dangereux qu'autant que les malades qui les exhalent se trouvent encombrés dans quelque local étroit ; mais s'il en est ainsi, pourquoi dans les demeures des riches les jeunes filles ne sont-elles pas à l'abri de la fièvre typhoïde ? Est-ce qu'elles fréquentent les étroits locaux où sont alités les individus atteints de l'affection ?

La réponse ordinaire à l'objection des faits négatifs est celle-ci : Pour la variole et la syphilis, dit-on, il s'en rencontre aussi. Oui, sans doute, répliquerai-je, mais c'est comme exception, par suite d'une disposition particulière des organismes, en vertu de ce que l'on appelle *idiosyncrasie*, phénomène rare, qui se constate à propos de toute espèce de détails pathologiques. Quel rapport cela a-t-il avec le nombre énorme de faits négatifs de transmission de la fièvre jaune et des autres pyrexies de ce genre ? Ici ce serait une idiosyncrasie en sens inverse : tandis que pour la variole et la syphilis la transmissibilité est la règle, ici elle ne serait qu'une exception : sur 41 faits de fièvre jaune, a dit M. Mèlier, 40 sont négatifs pour la transmission, tandis qu'un seul est positif. Singulière aptitude à la régénération des virus que celle qui appartient à un organisme sur 41 !

Si ces explications s'adaptaient réellement aux faits, il y a longtemps que tout le monde s'y serait rallié, et l'on ne discuterait aujourd'hui pas plus sur la contagion de la fièvre jaune, du typhus et du choléra, qu'on ne discute sur celle de la rougeole et de la scarlatine.

Si ces explications avaient quelque valeur, elles auraient immanquablement amené la découverte de faits nouveaux ; car il en est des théories qui sont bonnes, comme de points de vue bien choisis en face de tableaux : plus on regarde, plus on aperçoit de choses qui d'abord avaient échappé. En quoi donc sur la contagion sommes-nous plus avancés qu'il y a un demi-siècle ? A la vérité, la question des quarantaines a fait de nos jours des progrès ; mais, si je ne me trompe, c'est dans le sens contraire à la doctrine de la transmissibilité.

En vérité, toutes ces explications et une foule d'autres, imaginées par nos auteurs en vue des faits négatifs, ne sentent-elles pas le paralogisme, et ne semble-t-il pas que nous aussi nous avons nos grandes et nos petites idoles, nos dieux, nos demi-dieux, nos lares et nos pénates ?

Ce qui tendrait à faire croire qu'il en est ainsi, c'est que déjà, relativement au typhus et à la fièvre jaune, l'idée de contagion a entraîné à des erreurs d'une extrême gravité, également funestes pour l'art et la science. A l'appui de cette assertion, voici deux exemples dont le premier nous est fourni par le livre d'Hildenbrand sur le typhus, ouvrage encore aujourd'hui tenu en haute estime.

Le médecin de Vienne a divisé le typhus, d'une part en *originaire* et en *communiqué*, d'autre part en *régulier* et en *irrégulier ;* puis, arrivant aux *périodes*, il en a décrit jusqu'à huit, désignées par lui sous le nom d'*époque* de *contagion*, d'*opportunité*, d'*invasion*, d'*époque inflammatoire*, d'*époque nerveuse*, de *crise*, de *rémission*, et enfin de *convalescence*.

Quelle est donc la durée du typhus pour que huit périodes aient ainsi le temps de s'y écouler ? Environ quatorze jours, dit Hildenbrand lui-même, d'accord ici avec tous les observateurs. Une succession de huit périodes en quatorze jours ! Comment cela est-il possible ? Examinez les faits publiés dans ces dernières années par Forget (de Strasbourg) et par nos confrères de l'armée et de la marine, pendant la guerre de Crimée, et vous ne trouverez rien de semblable : une première période caractérisée par de la fièvre, quelques symptômes typhoïdes et certaines taches cutanées, puis une seconde période ataxo-adynamique, voilà tout ce qu'il y a, et personne n'a pu retrouver les huit périodes s'écoulant en quatorze jours ; qu'est-ce qui a donc amené Hildenbrand à les établir ? Est-il besoin de le dire ? c'est l'idée de contagion, et voici comment.

Le typhus est contagieux, a-t-il dit ; donc il ressemble à la petite vérole, et là-dessus, les yeux toujours fixés sur son modèle, il a fait du typhus une description qu'on dirait littéralement calquée sur celle de la fièvre éruptive. Voyez si j'exagère.

La variole a surgi *originairement* dans le cinquième siècle, puis s'est propagée sur la terre par *communication* d'homme à homme : le typhus est *originaire* ou *communiqué*.

La variole est tantôt *régulière*, tantôt *irrégulière* : le typhus est régulier ou irrégulier.

Dans la variole, dont la durée est longue, le nombre des périodes est grand : invasion, incubation, éruption, période d'état, fièvre de suppuration, desquamation et convalescence. Tout cela se retrouve dans le typhus d'Hildenbrand, et, comme il le dit lui-même, c'est l'analogie qui l'a guidé dans sa description. *De même que la variole, la rougeole et la scarlatine..., de même le typhus...* sont des mots qui reviennent presque à chaque instant sous sa plume. « La quatrième » période du typhus, dit Hildenbrand, se trouve liée *exactement* avec » un exanthème particulier comme toutes les autres fièvres conta- » gieuses exanthématiques. » Quant à la période d'*état nerveux*, dit-il encore, « c'est l'*analogie qui aide à expliquer le passage à cette pé-* » *riode*. » Savez-vous à quoi correspond la *crise* de la sixième période, qui dure seulement quelques heures ? A la fièvre de suppuration de la variole.

Tel est cet ouvrage qui a exercé sur les esprits une si grande influence, et voilà comment l'idée de contagion se trouve avoir fourvoyé la médecine en tant que science; j'arrive à une autre erreur qui, malheureusement, intéresse l'art et l'humanité.

Lorsque dans le cours d'une traversée le typhus ou la fièvre jaune surgissait tout à coup à bord d'un navire, à quelles mesures d'hygiène recourait-on pour s'opposer au développement de l'épidémie? N'est-il pas vrai que dans l'idée de contagion, ce dont on se préoccupait surtout, c'était d'isoler les malades? Si en semblable occurrence on procédait en même temps à la désinfection du navire, c'était à l'atmosphère entourant les malades que se limitait la purification. Et, en effet, les malades étant isolés et leurs émanations étant détruites, qu'y avait-il à craindre pour le restant de l'équipage? En attendant, le fléau multipliait ses ravages, les vapeurs délétères ne cessant pas de s'exhaler du fond de la cale ou des parois du bâtiment.

Ainsi s'explique pourquoi les idées de Lind sur l'infection et la désinfection de la charpente des vaisseaux ont passé inaperçues, et pourquoi nos auteurs modernes de médecine navale, en traitant de l'assainissement des navires, n'ont toujours que l'atmosphère en vue.

Ainsi encore s'explique pourquoi à Constantinople, pendant l'épidémie du typhus, je n'ai pas réussi à faire prendre en considération les faits de *non-contagion* présentés par les hôpitaux civils, ces faits étant en opposition avec la doctrine d'Hildenbrand, généralement admise.

On le voit, si les bonnes théories font progresser les sciences, celles qui sont erronées faussent l'observation et entraînent les esprits dans de grands égarements.

Arrière donc l'analogie avec la variole et la syphilis! La seule analogie que dans cette matière il me semble y avoir, c'est entre les erreurs d'aujourd'hui et celles d'autrefois; et en effet, comme nos prédécesseurs, nous avons dans nos comparaisons négligé les dissemblances essentielles, conclu par induction avec trop de précipitation, et comme eux nous avons accumulé hypothèses sur hypothèses pour maintenir nos théories à l'encontre des faits qui leur étaient contraires. Sous ce rapport, l'analogie me paraît complète, et comme l'on doit s'y attendre, c'est encore une *fausse association d'idées* qui se trouve au fond de nos erreurs modernes.

Dans ma prochaine et dernière lettre, j'indiquerai en quoi me paraît consister aujourd'hui la fausse association d'idées, et en même temps je dirai comment, à mon avis, la pathologie générale devrait envisager la question de la contagion.

VI.

Tandis que l'objet des arts est de satisfaire nos besoins ou nos plaisirs, qu'on s'y préoccupe seulement de ce qui est utile, beau, agréable, il est au contraire de la nature des sciences de ne considérer les choses qu'en elles-mêmes, abstraction faite de tout intérêt que l'homme peut y avoir ; c'est ainsi que la chimie, sans égard pour ce que nous estimons le plus, range l'or parmi les métaux, et rejette le diamant à côté de la houille ; c'est ainsi qu'en botanique, le blé est classé dans les graminées, tandis qu'une autre plante, également utile, celle sans laquelle on meurt de faim en Irlande, est reléguée dans les solanées, à côté de la jusquiame et du tabac ; c'est ainsi que l'astronomie, s'élevant au-dessus de tous nos intérêts terrestres, ne voit plus dans notre globe qu'une modeste planète.

Cela dit, qu'est-ce que la pathologie générale? un art ou une science? C'est une science : donc elle doit considérer en elles-mêmes les choses qui sont de son ressort, abstraction faite de l'intérêt que nous y avons, et dès lors c'est à l'hygiène et à la thérapeutique, arts de prévenir et de guérir les maladies, à se préoccuper d'une manière spéciale des dangers que celles-ci nous font courir. Appliquons ces principes à la question de la contagion, et aussitôt tout se simplifie.

Voici la variole : si nous l'envisageons en elle-même, qu'y trouvons-nous? Un travail mystérieux de l'organisme, qui, avec une gouttelette de virus, en reproduit un grand nombre d'autres ; tel est le point de vue scientifique. Que maintenant une particule de l'agent septique soit accidentellement transportée d'une personne sur une autre, assurément ce détail importe fort aux individus qui fréquentent les varioleux, et il appartient à l'hygiène de leur indiquer les meilleurs moyens de préservation ; mais évidemment il n'y a là qu'une question d'intérêt, d'utilité, conséquemment d'art et non de science. Supposons que la particule d'agent septique, au moment de se détacher du corps des malades, perde instantanément ses propriétés morbifiques, sous l'influence, par exemple, du contact de l'air ; est-ce que jamais l'attention se serait portée sur ce détail ?

Voici la gale : au point de vue de la pathologie générale, c'est une affection parasitaire, que cette science, dans ses considérations abstraites, ne peut envisager qu'en rapport avec les autres affections parasitaires, vers intestinaux, hydatides. Parmi ces insectes et ces animalcules, fera observer la pathologie générale, les uns vivent dans l'intérieur de notre corps, les autres à sa surface ; tels emprisonnés dans des kystes, tels autres courant librement sur notre peau : voilà des détails qui sont du domaine de la pathologie générale. Mais que, dans une cohabitation nocturne, quelques acarus ne retrouvent plus leurs sillons et s'égarent sur la peau du voisin, en quoi cela regarde-t-il la science? Assurément, c'est chose fort désagréable de se voir envahi par d'immondes petits êtres, et l'intérêt qu'il y a à s'en préserver est grand; mais en quoi, je le répète, cela regarde-t-il la science? Encore un simple détail d'intérêt, d'hygiène.

Voici en troisième lieu un navire venant de la Havane, et dans lequel fermente la matière organique dont les émanations produisent la fièvre jaune, nouveau fait que la pathologie générale ne peut également rapprocher que d'autres faits du même genre, de la fermentation des marais, par exemple; tandis que les miasmes palustres, fera-t-elle observer, sont transportés d'un endroit dans un autre uniquement par les vents, l'agent septique de la fièvre jaune, adhérant à toute sorte d'objets, est transportable par les navires, les vêtements, en même temps que par l'air. La pathologie générale ayant établi ces données, l'hygiène s'en empare et prescrit ses mesures sanitaires en conséquence.

Tout cela revient à dire que les notions de *transmissibilité*, d'*importation*, de *maladies gagnées par contact*, sont uniquement des notions d'art et non de science. En d'autres termes, la pathologie générale ayant pour objet, selon la définition classique, les maladies considérées d'une manière générale et dans ce qu'elles offrent de commun, cette science ne peut pas englober dans une même définition des faits aussi disparates qu'une régénération de virus dans l'organisme, une pullulation d'insectes dans la peau, voire même une reproduction de ferment s'opérant tout à fait en dehors de notre corps, dans un navire. La pathologie générale ne peut pas plus diviser les maladies en inoffensives et en contagieuses, que la botanique ne peut diviser les plantes en indifférentes et en nuisibles. C'est l'hygiène seule qui, sous le nom de maladies contagieuses, peut réunir les affections spécifiques qui se gagnent dans les rapports que l'homme a avec son semblable, de même que c'est à l'agriculture seule qu'il est permis de placer la pomme de terre à côté du blé. En un mot, la question de la contagion, en tant que question d'ensemble, ne regarde pas du tout la pathologie générale ; tout au plus cette science, au fur et à mesure qu'en étiologie elle traite des virus, des parasites, des fermentations, devra-t-elle signaler en quoi tel ou tel fait intéresse l'hygiène publique sous le rapport de la contagion, mais bien entendu, chacune de ces remarques faite isolément, comme corollaire, et la pathologie générale s'abstenant de réunir les corollaires isolés en une proposition générale : est-ce que la botanique, décrivant ici le blé, là la pomme de terre, ne signale pas séparément les propriétés nutritives de chacune de ces plantes ? Laissons à la science ce qui est à la science, restituons à l'hygiène ce qui revient à l'hygiène, et l'ordre renaîtra là où jusqu'ici il n'y a eu que désordre.

Si je ne me trompe, cette manière de considérer les choses se justifie par son simple énoncé, et l'on comprend maintenant pourquoi la discussion sur la contagion se prolonge depuis quarante ans sans résultat aucun. On entend par *maladie contagieuse*, dit en effet Chomel dans sa *Pathologie générale,* « *celle qui est susceptible* de se transmettre *de l'individu qui en est atteint aux personnes saines qui ont avec lui quelque rapport.* »

Voyez-vous la pathologie générale érigeant hautement en un principe scientifique la notion si secondaire de transmission ? Voyez-vous la science se préoccuper de l'intérêt que nous avons aux choses, au point de s'ingénier à définir conjointement la particule de virus qui voltige d'un côté plutôt que de l'autre, et le caprice d'un acarus courant à droite et non à gauche ?

Comme d'ordinaire, une première faute en entraîne d'autres, et c'est encore ici le cas : je prétends que la définition de Chomel est incorrecte, inexacte, fausse d'un bout à l'autre.

1° *Une maladie contagieuse,* dit Chomel, *est* celle *qui se transmet....*

Sont-ce donc les maladies qui sont transmises, ou ne sont-ce pas uniquement leurs agents spécifiques ? Est-ce que le varioleux transmet sa fièvre, ses douleurs lombaires, son délire, voire même ses boutons ? Est-ce que le galeux transmet ses vésicules, ses démangeaisons ? C'est le virus ou l'acarus qui est transporté d'une personne sur l'autre, et dès lors il aurait fallu dire : Une maladie contagieuse est une maladie spécifique dont *l'agent* se transmet....

Cette critique est plus importante qu'elle ne le paraît au premier abord, la précision étant la première condition d'une bonne définition. Lorsqu'on définit, dit la logique, il est essentiel d'éviter les métaphores qui voilent la pensée.

2° *Maladie qui se transmet de l'individu atteint....*

Lorsque l'*Anne-Marie* est entrée à Saint-Nazaire, ce ne sont pas les matelots qui étaient *atteints*, puisqu'ils ont tout aussitôt déserté ; c'est le navire qui était malade ; c'est le *navire qui était atteint.*

Dès lors de deux choses l'une : ou bien la définition classique se rapporte à toutes les maladies réputées contagieuses, et dans le cas spécial elle est fausse ; ou bien elle n'a été conçue qu'en vue des trois affections, variole, syphilis, gale, et alors on aurait dû dire franchement qu'une maladie contagieuse est celle dont l'agent se transmet d'une personne à l'autre, parce qu'il se renouvelle dans chaque organisme. Remarquez que par le fait c'est là le sens de la définition de Chomel, formulée à la vérité en termes vagues, obscurs ; et en effet, si un individu *atteint* d'une maladie peut la transmettre à un autre individu, il n'y a aucune raison jusqu'ici connue pour que la seconde personne *atteinte* ne la transmette à une troisième, la troisième *atteinte* à une quatrième, et ainsi de suite : autant dire reproduction des agents dans l'organisme.

Si j'insiste dans cette critique, c'est pour être à même d'expliquer plus facilement en quoi consiste la fausse association d'idées qui suivant moi a tout embrouillé.

La gale est contagieuse, avaient dit nos prédécesseurs ; donc il existe un virus psorique, comme il y a un virus variolique.

Le typhus, la fièvre jaune, etc., sont transmissibles, disent nos modernes; donc leurs agents se reproduisent dans l'intérieur de l'organisme, parce que cela a encore lieu ainsi dans la variole et la syphilis.

On voit que dans l'un comme dans l'autre cas, c'est à l'occasion de la variole et de la syphilis que s'est établie la fausse liaison ; seulement, elle ne porte pas aujourd'hui sur les mêmes idées qu'autrefois:

Idée de transmission et idée de virus, fausse liaison d'autrefois.

Transmission et régénération dans l'intérieur de notre corps, fausse liaison d'aujourd'hui.

Arrivé au bout de ma tâche, je ferai remarquer que tout ce que j'ai dit dans ces lettres se résume en fin de compte dans les propositions suivantes :

Jusqu'ici nous connaissions deux modes de contagion :

1° Celui de la variole et de la syphilis, conséquence de la reproduction d'agents spécifiques dans l'intérieur de l'organisme.

2° Celui de la gale, conséquence de la reproduction d'un agent spécifique dans la peau.

Eh bien, je crois avoir démontré que, selon toutes les probabilités, il existe un troisième mode de transmission, tout à fait distinct des deux précédents, et que j'ai désigné sous le nom de *transmission par fermentation miasmatique*, c'est-à-dire :

a. Importation d'agents septiques au moyen d'objets contaminés ;

b. Reproduction ultérieure de ces agents par fermentation.

La logique signale deux sortes d'hypothèses, l'une *légitime*, l'autre *illégitime*.

L'hypothèse est *légitime :* 1° quand elle est dans la possibilité des choses ; 2° quand elle s'applique à tous les faits connus ; 3° quand elle conduit à des aperçus nouveaux.

L'hypothèse de la *transmission par fermentation miasmatique* remplit-elle ces trois conditions ?

1° Est-elle dans la possibilité des choses ? Je crois avoir démontré qu'elle concorde parfaitement avec les données aujourd'hui acquises sur les fermentations.

2° Cette hypothèse s'applique-t-elle à tous les faits connus ? Dans les lettres que j'ai consacrées à la fièvre jaune et au typhus, je crois avoir encore prouvé que cette hypothèse rendait aussi bien compte des faits négatifs de transmission que des faits positifs.

3° Cette hypothèse a-t-elle conduit à des aperçus nouveaux ? Si les considérations dans lesquelles je suis entré sur la question de la contagion en général, sur les erreurs commises à l'égard de la gale, sur l'incubation de la fièvre jaune et du typhus, etc., si ces considérations sont de quelque valeur, c'est l'hypothèse de la *transmission par fermentation miasmatique* qui m'y a conduit.

Reste à instituer des expériences pour vérifier l'hypothèse entièrement ; or M. Mêlier, ayant mis brusquement fin à l'épidémie de Saint-Nazaire par l'assainissement de l'*Anne-Marie*, se trouve avoir déjà fait cette expérience pour la fièvre jaune, et dès lors il y a lieu de procéder d'une manière analogue pour les pyrexies similaires.

Pour ne citer qu'un exemple, on voit assez souvent la fièvre typhoïde, avant qu'elle se propage dans une localité, rester confinée pendant quelque temps dans une habitation seule : n'y a-t-il pas lieu d'essayer d'en arrêter les ravages par la désinfection de l'habitation et de tout ce qu'elle contient, après avoir fait évacuer les habitants, valides et malades, devenus au préalable l'objet de grands soins de propreté ?

La théorie de la contagion, telle qu'elle est établie dans nos classiques, mélange confus de notions de pathologie générale et de notions d'hygiène, est une impasse dans laquelle on se débat vainement depuis un demi-siècle ; le système que je propose, outre qu'il rétablit la science et l'art dans leurs limites respectives, conduit à l'expérimentation. Des deux manières d'envisager les choses, laquelle est la meilleure ?

BIBLIOTHÈQUE IMPÉRIALE IMPR.

www.ingramcontent.com/pod-product-compliance
Ingram Content Group UK Ltd.
Pitfield, Milton Keynes, MK11 3LW, UK
UKHW020219200726
13856UKWH00004B/1488